私は末期がんでも治します

改訂版

白川太郎

THE GOOD BOOKS ON THE EARTH
TWJ BOOKS

まえがきに代えて——

末期がんで亡くなられる方をもう私は見たくありません

がんは、2人に1人がかかる病気だ——。

そんな現代ですが、ありふれている病気のはずのがんに、決定的な治療法はまだ確立されていません。「手術」「抗がん剤」「放射線」が3大治療法とされていますが、いまだに病状が良くならず苦しんでいる方が多いことは、ご存じのとおりです。

私は、末期がんを診る医者です。しかし、いわゆる3大治療（手術・抗がん剤・放射線）は行いません。なぜならステージ3、4の進行がんや末期がんの患者さんには、もはやこれらの治療法では歯が立たないことを知っているからです。

それに代わる治療法として、遺伝子治療・免疫治療・温熱療法を私のクリニックでは行っています。病院で「もう打つ手がありません」「これ以上、何もできることはありません」と医者にさじを投げられた末期がんの患者さんが私のもとを訪れ、現在ではその方々の3年生存率が6割近くにまでなりました。

この本の最初では、私がなぜ、このような治療法にたどり着いたのかをご説明したいと思います。

今の私を作ってくれたのは、患者さんを救えなかった試行錯誤の時代、そして多くの患者さんの生きようとする魂そのものでした。

私は大分県の自然豊かな故郷から、京都大学医学部に入学しました。そこで学んだのは、一般的な大病院の治療法と同じ、常識的な「日本の医学」でした。

しかし、卒業後に転機が訪れました。イギリスのオックスフォード大学に留学するチャンスを得たのです。現地の環境は日本と格段の差があり、私はのびのびと研究に打ち込むことができました。

たとえば日本の大学では、科を超えた共同研究というものは建前が邪魔をして、実現が難しいものでした。論文の著者を誰にするか、よその科から検体をもらうにはどうすればいいかなど、つねに頭を悩ませる問題が出てきました。しかし、イギリスでは打って変わって、私が「オックスフォードの白川です」と名乗りさえすれば、どこでも皆喜んで検体を出してくれるのです。それを持ち帰って好きなように研究することができました。

私は一時期在籍した大阪大学で、アレルギーの研究をしていました。引き続きアレルギーを研究したイギリスでは、ぜん息、アトピー性皮膚炎、アレルギー性鼻炎などを共通項に、耳鼻科、皮膚科、呼吸器科、小児科の4科にまたがって先進的な研究を行うことができました。こんな恵まれた環境は、おそらく日本にいたら許されなかったでしょう。イギリス時代の自由な研究生活が、問題を俯瞰《ふかん》的《てき》に捉え、本質を見失わない姿勢を育ててくれたと思っています。

その後は呼吸器科でさまざまな経歴を経て、2008年には長崎県諫早市にクリニックを開業し、末期がんの治療を始めました。2013年には東京に拠点を移しましたが、訪問診療の形を取っているので、日本全国にいらっしゃる患者さんのためにあちこち飛び回る毎日を過ごしています。

　がんの治療と向き合いはじめたのは、がんの遺伝子検査の仕事に関わったのがきっかけです。超早期がんを発見できるキットを開発したものの、がんの治療自体に関しては何もできないことに気付いたのが始まりでした。

　がんには「低温に強く、高温に弱い」という共通した性質があるから、胃がんも肺がんも同じ治療法で治るはずだ、という私なりの仮説は、比較的早い時期に立てていました。しかし、実際の現場では、突然起きるさまざまな事態に手がつけられませんでした。当時の私は呼吸器の医者だったのに、乳がんから胃がん、脳腫瘍まで診るという無謀ともいえることをやっていました。

　その結果、たとえば急にお腹が痛いと言われても、消化器はやったことがないので、どう対処したらよいか分からずに残念な結果を招いてしまったこともありました。私の経験不足で、他の医者が下した余命宣告どおりになってしまったことは、悔やんでも悔やみきれません。

　さらに、がん患者さんにとって一番のストレスである「痛み」や、温熱療法による体力の減少など、その後も課題は続きました。

そのような試行錯誤の時代を経て、10年経った今、やっと研究の成果が現れてきたといえます。2017年度には、末期がんの3年生存率が58・3%となりました。患者さん135名のうち、78名の方が病を乗り越えて暮らしておられるのです。もはや末期がんは「治せる」という前提で治療に挑むべき病気となりました。

より良いサプリメントを使い、温熱療法でも患者さんの体力を温存する工夫を凝らし、各治療法を効果的に使い分けることで、この数字に至ったのです。

これまで私を頼ってくださった、多くの進行がん、末期がんの患者さんがいたからこそ、治療の方法は少しずつ進化してきました。その積み重ねが、現時点でのベストな治療法として結実したのだと思います。

「もうがんの時代は終わった」と言える時代は、すぐそこにある。私はそう確信しています。

もくじ

第2章
治る人、挫折する人

第3章

回復のカギは身体が知っている

第4章
がんと手を切る生き方

第1章
がんを治すチャンスはまだある！

1

医者の「もう打つ手はありません」を信じるな

ステージが進行したがん患者さんの中には、病院で医者に「もう治療法がない」と言われてしまう方もいます。私が現在勤めているクリニックにも、やはりそういった患者さんたちが多くお越しになります。この本を読んでいるあなたも同じ経験をし、途方に暮れているのかもしれません。

しかし、ここで冷静に考えてほしいのは、「治療法がない」のは、あなたの症状ではなく、それを言った医者にとって、やり方が見つからないだけかもしれないということです。私はこれまで10年にわたって、大病院によく見られるような一般的な治療ではうまくいかない患者さんたちに向き合ってきました。

そんな私も最初から普通の病院と違う治療法を教わっていたわけではありません。さまざまな出会いや、試行錯誤の結果手に入れた気づきを治療に反映して、一度は「打つ手がない」と言われてしまった患者さんたちを治す方法を見つけてきたのです。

たとえば、遺伝子治療を初めて試みた患者さんのことは、今でも忘れられません。

私のところに、悪性リンパ腫の患者さんがいらっしゃいました。その女性はまだ若いのに、痛みで歩くことさえできず、「痛い、痛い」と泣き叫んでいました。全身のリンパ管がパンパンに膨れ上がり、そのせいで皮膚に張り巡らされた神経まで引っ張られているのだから、無理もありません。

私は彼女に、遺伝子治療薬の点滴を行うことにしました。まだ「これが効く」という確信は持てない段階でしたが、当時読んだたくさんの海外の文献の中で、この治療法はとくに悪性リンパ腫に効くという評価が高く、試してみることにしたのです。

ただでさえ痛む身体に、遺伝子治療の点滴の針を刺すのは可哀そうでしたが、涙を流す患者さんを3人がかりで押さえつけて注射させていただきました。

それから1週間後、彼女はなんと、自分の足で歩いて病院にやって来ました。腫れもずいぶんと引いて、合計3回の治療を行うと、血液検査の値もすっかり正常値に戻りました。心配していた再発もなく、今ではお母さんとなって幸せに暮らしています。

彼女は私のところで治療を受けた後、自分に「もはや打つ手なし」と宣告した大学病院の主治医に会ってきたそうです。生まれ変わったように元気になった彼女を見て、大学の先生方はさぞ驚いたことでしょう！

当時、私は遺伝子検査の会社を辞め、がん治療の勉強を始めたばかりでしたが、この体験以来、さらに熱心に研究にのめり込むようになりました。

こうして始まった末期がん治療ですが、次第に遺伝子治療だけでなく、免疫治療や温熱療法も取り入れて、より効果が出るように研究を続けてきました。もちろん、これは私ひとりの力ではありません。たくさんの先生方にご協力いただきました。

症状に合わせて、手術や抗がん剤、放射線治療以外の方法を組み合わせる。このようなやり方は、一般的な病院でも行われておらず、あまり知られていません。そのため、ご相談に来られる患者さんやそのご家族も、今の治療に納得がいかず途方に暮れ、他に何かないものかと必死に調べて私のところへいらっしゃる方が多いのが実情です。

この本を書いたのも、そういった患者さんたちに、私の治療法を早く知ってほしいという願いがあったためです。がん治療は情報戦で、進行してしまう前に、早く効果的な治療にたどり着く必要があります。治しやすい病気と治しにくい病気があるのは確かです。でも、諦めるのはまだ早いかもしれません。

2

ステージ3、4で生存率が下がる真の理由

私はステージ3や4、つまり進行がんや末期がんと診断された患者さんの治療を専門に行っています。これらのがん患者さんを対象にしているのは、早期がんと末期がんでは標準治療による成績が大きく違うからです。

標準治療というのはいわゆる保険診療の3大治療法「手術」「抗がん剤」「放射線」のことをいいます。この標準治療では治療成績が低いがんの患者さん、あるいは、もう治療法がないと言われた方が、私のところへ来られる主な患者さんです。

逆にいえば、ステージ1や2であれば、保険診療を行っている普通の病院で適用内の治療を受ければ、ほぼ大丈夫でしょう。ですから早期がんの患者さんが相談に来られたときは「現在の病院の主治医が提案する方法でいいと思いますよ。自由診療でお金をかけてやる必要はないと思いますよ」と率直にアドバイスしています。

それでは、同じがんのはずなのに、ステージ1、2とステージ3、4では何が違うのでしょうか？　それを理解するには、「転移」という問題がカギになってきます。

ステージ3や4では、もはや手術でがんを取り除くことは難しく、さらに放射線を使っても、身体のあちこちに転移したがんをすべて叩くことは難しくなります。また副作用もあり、身体の負担が大きくなります。すると、残された治療法は抗がん剤だけになってしまいます。そして結論からいうと、ステージ3、4で抗がん剤を使っても、生存率を上げることは難しいのです。

なぜ、がんが進行すると抗がん剤が効かないのか。それは、抗がん剤が脂に溶けにくいという欠点を持っているからです。

ほとんどの抗がん剤は、点滴で静脈に入るように作ってあるか、経口で静脈に吸収されるように作ってあります。静脈は水なので、抗がん剤、ホルモン剤、その他の一般的に使われている薬は、すべて水に溶けるようにするため水溶性になっています。

しかし、転移は、静脈を通じてだけでなくリンパ管にも起こります。こちらは99％脂なので、水溶性の薬剤が脂の中に入って、その中に潜んでいるがん細胞を殺すということは難しいのです。したがって、ステージが進むほどリンパ節に転移する率が高くなるがんでは、抗がん剤を使った治療は不利になります。

たとえば、日本人にもっとも多いがんの上位4つについて、早期がんの段階で発見した場合の治癒率と、ステージ3、4での治癒率を見てみましょう。

胃がん　早期…97・４％　ステージ３…47・１％　ステージ４…７・２％

大腸がん（結腸がん）　早期…98・５％　ステージ３…85・１％　ステージ４…18・８％

肺がん　早期…81・８％　ステージ３…21・２％　ステージ４…４・５％

乳がん　早期…１００・０％　ステージ３…80・８％　ステージ４…37・１％

（数字は％）

（全国がんセンター協議会「全がん協加盟施設の生存率協同調査（２００７年〜２００９年全症例）」より）

このように、早期がんに比べるとステージ３でも治癒率はガクッと下がってしまいます。とくに末期がんといわれるステージ４になると、１割を下回ってしまうがんも出てきます。ただしこれらは、手術、抗がん剤、放射線という標準治療の範囲で行った治療の結果です。

ですから、末期がんでは、作戦を変えるべきなのです！

ちなみに、私がここで、末期であるステージ4だけでなくステージ3も含めたのには、ステージ3でも標準治療では治癒率が低いという理由があります。さらに、ステージ3と4の区別が画像判断では難しく、この2つを明確に線引きすることができないこともあります。たとえば、ステージ3と言われていたのに、手術をしてみたら転移が見つかり4だったということも、じつはよくあることなのです。

ここまで読んで、「それじゃあ、何で『ステージ』なんていう目安を作ったの？」と思われる方もいるでしょう。

そもそもステージ1、2、3、4の区別は、リンパ節の転移がどこまであるかということを基準にしています。リンパ節に転移していく距離が遠いほど生存率が下がることは、ステージごとの数字を見ればすぐ分かります。ですから、外科の医師が、手術でどこまでリンパ節を取り除くかを検討するため、「ステージ」という概念を作ったといえます。

外科医は、遠くのリンパ節にがん細胞がどんどん移動していっているということが分かれば、患者さんの生命予後がより悪くなるだろうと推測します。そしてそれは、確かなことでもあります。だから外科では手術をした後、「胃から離れた腎臓のリンパ節にありました。だからステージ○です」などと患者さんに説明するのです。

そして、転移の怖さは「一方向だけに移動しない」ということにもあります。原発巣を中心に、コンパスを回してぐるっと３６０度で転移を警戒しなければなりません。原発巣からある場所までの転移が見られたとしたら、そこまでの平面的な直線距離だけではなく、原発巣を基準に上、下、右、左の全方向を取り囲む球体の中で、リンパ節すべてに転移が起こっているとみなさなければなりません。

そこを全部掃除しないかぎり、がん細胞を身体から完全に消し去ることはできないのです。しかし、抗がん剤はリンパ管には入れないので、それだけの面積が冒されていくことになります。ですから、代わりになる治療法を行う必要があるのです。

3

「標準治療」に縛られる日本の大病院

「標準治療」や「ガイドラインに則った治療」と聞くと、一見とても正しくて、安全性も高いように思われますよね。

しかし、世の中には3大治療以外の治療法だって山ほどあります。あり過ぎて、どれが効いてどれが効かないのかも分かりにくい状態です。そのような中で、日本のほとんどの病院では標準治療しか行われません。とくに大学病院などの大病院ほど、基本的にはマニュアル診療優先で、ガイドラインの域を出ないケースが多いのです。

これは治療の効果というより、病院側の思惑が透けて見えることもあります。

たとえば、治療の結果、患者さんがどのような終末を迎えても、ガイドラインに則った治療であれば治療者が非難されることはありません。患者の家族や周囲も、「通常の治療を行ったのだから」と納得してくれます。そのため、最新の治療法を勉強している先生が「免疫治療をやりたいな」と思ったとしても、それを実行に移すのにはいろいろな縛りがあって難しいのが現状です。

「それなら自宅で看病してもらいながら、納得のいく治療を受けたい」という方もいるかもしれません。しかし、患者さんをご家族が自宅で看るとしたら、介護の身体的・

精神的な負担が大きくのしかかってきます。その結果、最初は自宅看護でがんばったとしても、病院に預けざるをえないのです。

素人が介護をすることは、想像以上に厳しいのです。私にも経験があります。たとえ、患者さんの体重が40kgしかないとしても、オムツひとつ替えるのも大変です。コツがつかめていない人間が介護を続けると、ムダに力がかかる角度で患者さんを持ち上げたりして腰痛を起こし、身体を壊します。1週間くらいが限界かもしれません。

だったらホテルみたいなところに入院して、抗がん剤を使わずに、何かあったら看護師や医者に相談したい。必要に応じて栄養点滴をしてもらったり、腹水を抜いたりしてほしい……と考えても、それも現実的ではありません。実現できる患者さんは、よっぽど経済的にも環境的にも恵まれた方に限られるでしょう（本当は、この方法が一番長生きできると、私も思ってはいるのですが）。だから、大多数の人は病院の方針（標準治療）に従わざるをえなくなってしまうのです。

ここで、あなたが大病院でがんの治療を受けた場合を想定してみましょう。

がんの標準治療のうち早期がんの場合、たいていはまず手術を勧められます。とくに日本は、海外に比べて手術が第一選択とされることが多いのですが、それには理由があります。

日本のがん治療は胃がんをベースに考えられ、発展してきたという経緯があるからです。２０１４年時点でのがん患者数は、男性でもっとも多いのが胃がん、女性で乳がんですが、昔は男女ともに圧倒的に多かったのが胃がんでした。胃がんは手術が非常に有効だったので、「がん治療といえば手術」という構図ができあがったのです。だから、海外では手術ではなく、放射線治療を第一選択とするがんも多くあります。

また、ここだけの話、日本で手術が多く、放射線治療が少ないもう一つの背景には、おそらく内科、外科に比べて放射線医の評価が低いということも関係しているのでしょう。日本では放射線医ががん患者さんの主治医になることすらありません。

いずれにしても「がん＝手術」とは限らないということは知っておいて損はないでしょう。

4

抗がん剤万能主義をやめよう

抗がん剤は化学療法の一つです。がん細胞の分裂を抑え、がん細胞を破壊する効果があるとされます。

ここで、一般的ながんの治療法をステージ別に挙げてみましょう。

・ステージ1…最初にがん細胞が発生した箇所にがんが留まっている状態。

【治療法】手術や内視鏡でその部分を取るか、または放射線で焼き切ってしまいます。これで、たいていのがんは8～9割が治癒できます。

・ステージ2…がん細胞が近くのリンパ節にも広がっている段階。

【治療法】広がったがんを抗がん剤で小さくしてから手術で取り除くか、手術で正常な細胞組織まで含めて大きく取り除くかします。または、放射線治療を行う方法もあります。

・ステージ3…がんが最初に発生した箇所から遠くのリンパ節まで広がった状態。

【治療法】遠くのリンパ節にあるがんまで取り除く手術は非常に難しく、放射線も広範囲には難しいので、抗がん剤に頼るしかなくなります。

・ステージ4…がん細胞がリンパ管を通じて遠くの臓器や骨にまで広がった状態。
【治療法】手術も放射線治療もできません。抗がん剤治療をするか、あるいは「治療法がない」と言われることもあります。その場合、治すことより痛みを和らげて最期をどう穏やかに迎えるかという緩和医療に変わります。

すでに述べたとおりに、ステージ3、4になってくると標準治療の中でできることは抗がん剤くらいですが、残念ながら、その抗がん剤もリンパの中までは届きません。なぜなら、進行しているがんのほとんどは体内のリンパを通って転移をしますが、リンパ管は脂質つまり脂だからです。抗がん剤は血管の中に入って体内を巡るようにできているため、ほとんどが水溶性で水には溶けますが、リンパ管の脂には溶け込めません。だから効果は期待できないのです。

抗がん剤が体内で敵（がん細胞）に遭遇できないのであれば、役に立つ立たない以前の問題です。どんなに強い抗がん剤でも、敵と同じ土俵に上がれなければ相撲を取ることはできないわけです。

ただし、日本の病院の一般的な治療法は3つだけ。そして医者は、ステージ4のあちこち転移したがんを片っ端から外科に頼んで切ってもらうなんてことはしません。そんなことをしたら患者さんの命を確実に危険にさらします。放射線も同じで、転移したがん全部に当てようものなら、臓器がみんな死んでしまいます。

ステージ3、4では抗がん剤が効かない、助けられないということは、ほとんどの医者は知っています。実際、国立がん研究センターのサイト「がん情報サービス」では、化学療法で治癒可能ながんとして挙げられているのは次の7つです。

- **化学療法（抗がん剤）で治癒可能ながん**

小児の急性リンパ性白血病／成人の急性骨髄性白血病と急性リンパ性白血病／悪性リンパ腫／精巣（睾丸）腫瘍／卵巣がん／絨毛性疾患（胎盤の外側の絨毛のがん）／小細胞肺がん

その他のがんは治癒できるとはいえないとして、進行を遅らせる、症状を和らげるなど、延命が目的でしかないと書いてあります。

そしてさらにもう一つ、抗がん剤には重要な欠点があります。「がん幹細胞」にまで攻撃が届かないのです。

近年、世界各地の研究機関で、新しいがんの細胞を生み出すことができる「がん幹細胞」の存在が報告されるようになりました。「がん幹細胞」は抗がん剤が効かず、生き残って再発や転移を繰り返すとされ、がん細胞の中でも主要な細胞であると考えられています。その役割の大きさから、別名「女王蜂」とさえ呼ばれているのです。

女王蜂が働き蜂を産み出して、巨大な蜂の巣を形成していく過程のように、がん幹細胞はがん細胞を生産して、一定期間分裂・増殖し、腫瘍を大きくしていくのです。

それならば、がん幹細胞を狙ってつぶせばいいと思われるでしょうが、驚くような事実が発見されました。がん幹細胞（女王蜂）が休眠している間、今度は働き蜂たち（がん細胞）が取り囲んでその女王蜂を守るため、抗がん剤はその砦《とりで》を乗り越えることができないのです。

問題はそれだけではありません。薬を使うと、人体には必ず薬物耐性ができます。

抗生物質が良い例で、ずっと使い続けていると、体内の細菌がその抗生物質に抵抗力をつけてしまうのです。抗がん剤も同じで、最初は効いていても徐々に効かなくなったという患者さんが多くいます。

以上の内容からも分かるように、抗がん剤が万能でないのは、

・脂に溶けないので、リンパ管まで広がったがんには効かない
・がん幹細胞まで届くことができない
・薬物耐性ができる

この3点が大きな理由といえます。

5

世の中の自由診療は
なぜ効かないのか

世の中には、医者の指導に満足できず、自分で知識を学んで治療に挑む患者さんやご家族の方もいらっしゃいます。そういった方は、病院の一般的な３大治療に限界を感じ、それ以外の治療をしてくれるクリニックのドアを藁《わら》をも掴む思いで叩きます。

それらのクリニックが取り扱っている方法はさまざまで、サプリメントを使用するところや、水を使用するところなどいろいろありますが、基本的にそれらが効果を発揮するのには何カ月もかかります。強くて副作用のある薬ではなく、緩やかに働きかけるサプリなどに即効性を求めるのは、どだい無理なことと思ってください。

だから、たとえ処方されたサプリメントや水が、がんを死滅させるメカニズムに理論上なっていたとしても、ステージ３や４の患者さんには、その効果を待つ時間がありません。進行するがんのスピードが、効果が出る早さを上回ってしまう可能性が大きいのです。

そうであれば、何かで時間稼ぎをして全身状態を保つ必要が出てきます。そこで外から入れる抗がん剤を使わないのであれば、自分の免疫力で生き残っていくしかありません。

ところが、ほとんどの自由診療の医者は、免疫を上げるためにすべき対策が明確に分かっていないのです。

免疫を上げるために大事なことは、

・平均体温が高い
・がんに厳しく、免疫細胞やその他の正常な細胞に優しい食事

この2つに尽きます！

では、これらのポイントと現在の自由診療のズレについて、具体的に見ていきましょう。

免疫細胞だって助けが必要

ここ数年、マスコミを通してNK細胞にスポットが当たっています。この細胞ががん細胞やウイルスなどを攻撃し、健康を守ってくれるといわれているのですが、じつは今のところ、免疫治療の現場では、ＮＫ細胞はほとんど有効でないと考えられているのです。

それは医者が、「免疫細胞が活躍できる下地」を完全に無視していることが理由といえます。

後ほど、免疫治療については詳しく解説しますが、クリニックの医者のほとんどは、患者さんたちの体温や食欲、体力などの全身状態を診てから免疫治療を始めることをしません。全身状態を改善せずに採血して免疫細胞を培養し、身体に戻すという「型にはまった免疫治療」を繰り返しているだけ。たとえば体温が低いままであれば、免疫細胞を身体に戻したとしても、寒いのでその細胞は動けません。

しかも栄養面でも、免疫治療は一筋縄ではいきません。身体の中で暴れまくったＮＫ細胞はお腹が空きますが、「じゃあ、エサをあげますよ」と高カロリー輸液を点滴したとしたら……。これで喜ぶのは、免疫細胞だけではありません。この栄養をがん細胞も狙っているのです。

もし、体温が下がっていて、正常細胞の代謝が弱っている人が大量の点滴を受けれ

体温が上がれば、免疫力も上がる!!

40.0℃	がん細胞の大半が死滅
38.0℃	免疫力UP、 白血球が病気と闘う力もUP！
37.5℃	菌やウイルスへの抵抗力UP
37.0℃	体内の酵素が活性化！
36.5℃	理想的な体温。免疫力も旺盛
35.5℃	自律神経失調症、アレルギー症状などが 現れてくる
35.0℃	がん細胞がもっとも喜ぶ体温で 増加・分裂が加速する

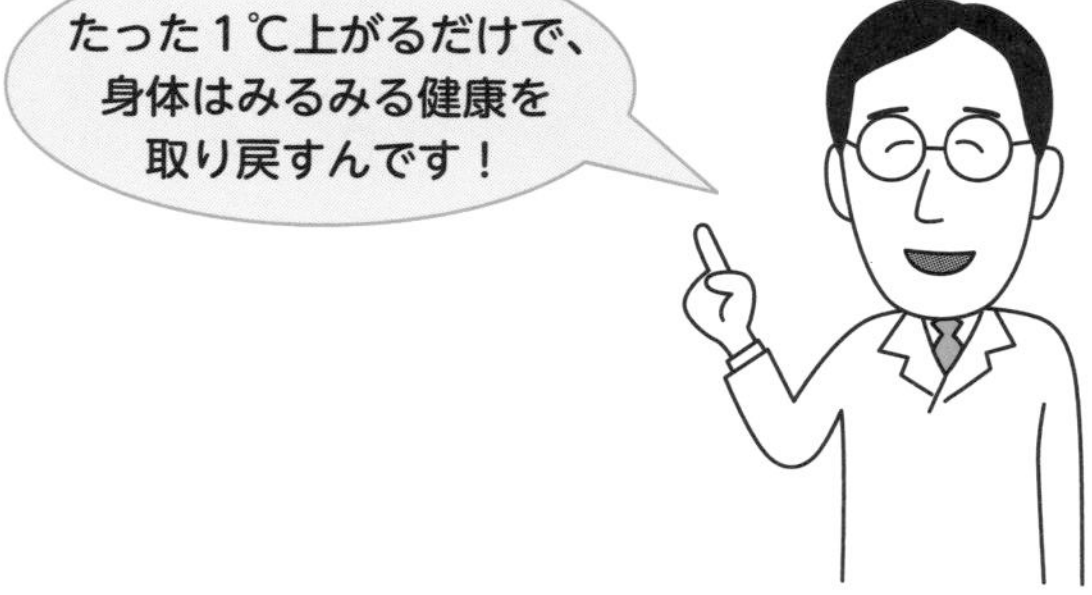
たった1℃上がるだけで、
身体はみるみる健康を
取り戻すんです！

ば、その栄養が使われずに全部がん細胞のエサになりうるのです。

全身状態の改善をせずに自己免疫力を上げることは、無理な話です。

肌を触ったら氷のように冷えていて、ガリガリに痩せた患者さんがいるとします。食事もおかゆを一日に１口、２口しか食べられないようなその人に、体温や食事内容を考慮せずに、採血しては入れているだけの免疫治療を行うのは、非効率的でかえって有害だといえます。しかし、そんなやり方をしているのが大半の病院なのです。それじゃあ、成果は上がりません。

「免疫治療はインチキだ、サギだ」という世間の非難も一理あるのです。

それならば、免疫治療を諦めればいいのでしょうか？

いえいえ、方法はまだあります。

私の場合は、免疫治療をしたいと患者さんに言われたら、まず全身状態の改善に取り組みます。温熱療法などで体温を上げて、適切な内容の食事を摂ってもらうのです。

食事は、ただ食べればいいわけではありません。白いご飯やパンなどの精製された穀物製品は避けて、いろいろな食材を食べてもらいます。

もし食事が喉を通らなければ、点滴をします。ただし、ブドウ糖は量を制限して、血中のブドウ糖濃度が上がらないようにキシリトールなどを使用した輸液を作って、自分たちで容器に詰めて点滴します。糖質の高いものはがんのエサになるからです。

そこまで手間ひまをかけて、やっと免疫治療は効果を発揮できる。私はそう考えています。

「夢の治療薬」を活かす下地

昨年（２０１８年）、京都大学特別教授の本庶《ほんじょ》佑《たすく》氏が、ノーベル医学生理学賞を受賞しました。そこで一躍知名度が上がったのがオプジーボですが、ここでも同じことがいえます。

オプジーボは「免疫チェックポイント阻害剤」と呼ばれる薬です。がん細胞が身体にできると、Ｔ細胞という免疫細胞ががんを攻撃しますが、がんもずる賢いもので、攻撃されないようにＰＤ－１というＴ細胞上の分子と結合してＴ細胞の攻撃力を弱めています。オプジーボはその免疫機能のブレーキを外してくれる薬です。

もしオプジーボが役に立たないT細胞のブレーキを外し、培養されたＮＫ細胞やT細胞ががんに総攻撃できるのであれば、最新の免疫治療はそれなりの成績を上げる可能性があります。しかしながら、オプジーボを単独で入れても、効果が出るのは２割か３割が限界とされています。医療従事者は、オプジーボの可能性を低く見積もっています。

それは私が思うに、オプジーボ自体よりも、全身状態を改善することを考慮せずに治療を行う病院の体質に問題があるのです。

医者が悪いのではなくて、「全身の状態を考慮して治療しなさい」と教えていないこと。ここが、最大の問題点なのです。

体温を上げて食事をきちんと管理すること。そこを押さえて治療に当たれば、よっぽどひどいことをやっていないかぎりは、急速に成績が上がると思います。

ステージ４の人でも、諦める必要はないと思っています。

6

自分に合った「作戦」を見つける

早期がんと末期がんでは標準治療を行っても治療成績が大きく違うことは、すでに19ページでお話ししました。

ステージ1であれば、多くのがんで9割以上の治癒率であり、ステージ2でも5年生存率は7～8割ほどに達します。手術や内視鏡、放射線治療で7～9割の治癒が見込めるならば、保険診療で経済的な負担が少ないのですから、こちらの治療を選ぶほうが理に適っています。

ところがステージ3、4になると、がんが最初に発生したところから遠くのリンパ節まで広がっていたり、リンパ管を通じて遠くの臓器や骨にまで転移した状態になってしまうのですから、手術や放射線治療では歯が立ちません。残された唯一の方法、化学療法（抗がん剤）に頼るしかなくなります。

しかし、ここに大きな問題が一つ。水溶性で脂に溶けず、リンパ管に入り込めない抗がん剤は、一部のがんを除いては治癒できる確率は高くないのです。

もちろん、標準治療をいかに組み合わせるかでも、治療の成果は変わってきます。だから、たとえ病院が「手術しましょう」と提案しても、「放射線治療や抗がん剤を先にしたら、どうなるんだろう？」「手術の内容にどうも納得できない」などと思ったら、我慢せずにセカンドオピニオン、サードオピニオンを求めてもいいのです。たった一つのあなたの身体なのですから、医者に遠慮してはいけません。

しかし、それでも一般の病院の標準治療は、大きく分けると「手術」「放射線治療」「抗がん剤治療」の3つだけ。治療法を真剣に考えれば考えるほど、患者さんは行き詰まりを感じることでしょう。

私は長年、3大治療の欠点をどうにかできないかと考えてきました。リンパ管の中まで届く攻撃力と、がんの進行に負けないスピードを併せ持った治療法が必要です。

そこでさまざまな検証を繰り返し、治癒効果が高く即効性のあるものを求めて、3つのアプローチにたどり着きました。

それが、「免疫治療」「遺伝子治療」「温熱療法」です。

詳しくは後ほど説明しますが、どれも理論だけでなく実践の結果を踏まえて選び出した方法です。

しかし、それらの治療を患者さんに行おうとして、大きな壁にぶち当たりました。どの患者さんも、すぐに治療を行うどころじゃない！

ほとんどの患者さんは、すでに別の病院でさまざまな治療をしてきて、肉体的にも精神的にもダメージを受けてボロボロ、全身状態が悪くなっている方が多いのです。ここで治療を始めても、ちゃんとした効果が出せるはずがありません。

それならば、ということで、私のクリニックでは、サプリメントや水で全身状態を底上げして、食事も無理のない範囲（本人や家族のストレスにならない範囲）で改善し、その上で免疫治療、遺伝子治療、温熱療法を組み合わせるという何段構えもの方法を取っています。

患者さんのステージに合っていて、もっとも身体的・経済的負担が少ない治療法を選ぶこと。その治療の効果が発揮されやすい身体を作ること。このどちらが欠けても、回復は難しくなります。自分ががんだと判明したら動揺してしまうでしょうが、いったん冷静になって、信頼できる医者にじっくり相談し、自分に最適と思える「がん消滅作戦」を組み立てましょう。

7

「免疫治療」って何？

「免疫力」とはそもそも何でしょう？　この項では、私たちの身体の中にある免疫システムについて説明していきます。

じつはどんなに健康な人の身体でも、毎日3000〜5000個の「がん細胞の素」が生まれています。紫外線や放射線、化学物質、有害金属、ウイルス、ストレス、活性酸素などが「発がん因子」となり、健康な細胞の遺伝子を傷つけてしまうのです。すると、傷ついた遺伝子の細胞は、細胞分裂の際にコピーミスを起こしてしまいます。

その結果、毎日数千個の「発がん遺伝子」が生まれるのです。この「発がん遺伝子」が、がん細胞を増殖させるアクセルの役割をします。

身体の中で、毎日そんな危険なことが起こっているとは――!?　しかし、そこが人間の身体の素晴らしいところ。ちゃんとブレーキ役の「がん抑制遺伝子」が存在し、通常は正常な細胞に修復してくれるのです。もし、発がん遺伝子がそのブレーキを振り切って分裂を始めたとしても、今度は免疫システムが発動します。免疫システムは免疫細胞の集団で構成され、発がん遺伝子を持った異常な細胞の取り締まりを行う役目を果たしています。

免疫細胞にはそれぞれ特徴があり、

- マクロファージ……異物を察知して食べてくれる
- T細胞……異常な細胞を見つけて攻撃を仕掛ける
- NK細胞……体内をパトロールして異常な細胞を見つけて殺す

という活躍をします。悪者を見つけて捕らえる警察のように、ネズミを見つけて捕まえるネコのように、免疫細胞は、がん細胞を攻撃して一つ残らず退治してくれます。

「がんになる」というのは、このシステムがうまく働かず、5000もの「がん細胞の素」の中から、たった一つがネズミ（がん細胞）と見破られずに、ネコ（免疫細胞）をだましてすり抜けに成功し、ゆっくり分裂・増殖を繰り返している状態です。一度だますことに成功すると、ネコはこの細胞をネズミだと認識できないので、二度と捕まえることはないのです。そこで、判断力のあるネコを増員して、ネズミを全滅させようというのが免疫治療の考え方です。

免疫治療のしくみ

免疫治療は、患者から採取した血液から免疫細胞を取り出してから、培養して数を増やし、再び患者さんの身体の中に戻すという治療法です。この治療法の大きなメリットは、患者さん自身の免疫細胞を使用すれば副作用が起こりにくいということ。その上、免疫そのものを使うため、抗がん剤と比べて体力的にもきつくないのです。

このような理由から、免疫治療は3大治療（手術、抗がん剤、放射線治療）に続く、「第4のがん治療法」として近年とても期待されています。それが、今回の本庶氏のノーベル賞受賞につながったのではないかと思います。

私たちが持っている免疫には、大きく分けると2種類あります。それは「自然免疫」と「獲得免疫」です。「自然免疫」は、人間が生まれながらに持っている免疫のことで、「獲得免疫」は、生まれてから後天的に手に入れた免疫のことを指します。「はしか」のように一度かかった病気にはかかりにくくなるのも、予防接種のワクチンが効果を発揮するのも、まさにこの働きによるものです。

最近、がんの免疫治療を行う医療機関がたいへん増えています。しかし、免疫治療と一言でいっても、同じではなく、いくつかの種類があります。先ほど免疫細胞をいくつか挙げましたが、どの細胞を使うのかによって違うのです。

それは、次のように第1世代〜第3世代にまで分かれます。

・第1世代……T細胞
・第2世代……NK細胞
・第3世代……樹状細胞

「T細胞・NK細胞・樹状細胞」治療の違い

T細胞は、「獲得免疫」です。「こいつは悪い細胞だから捕まえろ！」という指令が来ると、それに従って異常な細胞を探し出し、攻撃を仕掛けます。このT細胞のおかげで、毎日たくさんのがん細胞の素が生まれても、私たちはがんにならずに健康を保つことができるのです。

そのはずなのに、なぜ日本人の2人に1人はがんになるのでしょう？　T細胞の免疫治療（第1世代）は、現実には大きな成果がありませんでした。

その理由は、T細胞がだまされやすいことにありました。しかも、一度だましおおせれば、再チェックがないので基本的には二度とがん細胞の素を捕まえることができません。T細胞の免疫システムは厳格な体系のため、応用がきかないのです。

せっかく攻撃力があるのに、チェックする能力が足りない……。がん細胞の素を見破るにはどうすればいいのか？　このメカニズムに対抗するために開発された薬が、先ほどのノーベル賞の立役者、オプジーボです。

次の第2世代のNK細胞は「自然免疫」系の主力。つねに体内をパトロールして、ウイルスに感染した細胞やがん細胞など異常な細胞を見つけては、そのつど攻撃を仕掛けます。マニュアルどおりに動くT細胞と比べて、NK細胞は柔軟です。「一つの指令だけ守ればいい」などという思い込みはなく、身体の中を自由に動き、異常な細胞を見つけると狙い撃ちします。とても頼りになる存在なのです。

しかし、ここに問題が……。NK細胞は、体内に存在する数が少ないのです。それなら数を増やせば解決するのかというと、NK細胞は培養するのが難しいのです。いろいろと試行錯誤した結果、もともと10％のNK細胞を30～40％にまでうまく増やすことができる培養液と出合うことができました。そこで免疫治療で使う細胞をT細胞からNK細胞に替えたところ、効果はかなり上がったので、それ以来、私の治療法ではT細胞ではなく、NK細胞を使っています。

さて、より新しい第3世代の免疫治療ですが、これはがんワクチン療法や樹状細胞ワクチン療法とも呼ばれている「樹状細胞」を使った免疫治療法です。T細胞は一つのマニュアルどおりにしか動けないわけで、がん細胞が少しでも指令と違う姿に見せかければ、T細胞はコロッとだまされて見逃してしまうのです。そのため、すべての免疫部隊に、もっと柔軟な指示を与えられる指揮官がいれば、免疫システムはきちんと働いてくれるはずです。その指揮官こそが、「樹状細胞」なのです。

第3世代の治療では、患者の血液から樹状細胞を取り出して、がん細胞の目印となる「がん抗原」を与えて、がん細胞を認識できるようにしてから体内に戻します。つまり指令の指示書を書き換えて、指揮官の教育をし直すわけです。体内に戻った樹状

免疫細胞にも違いがある

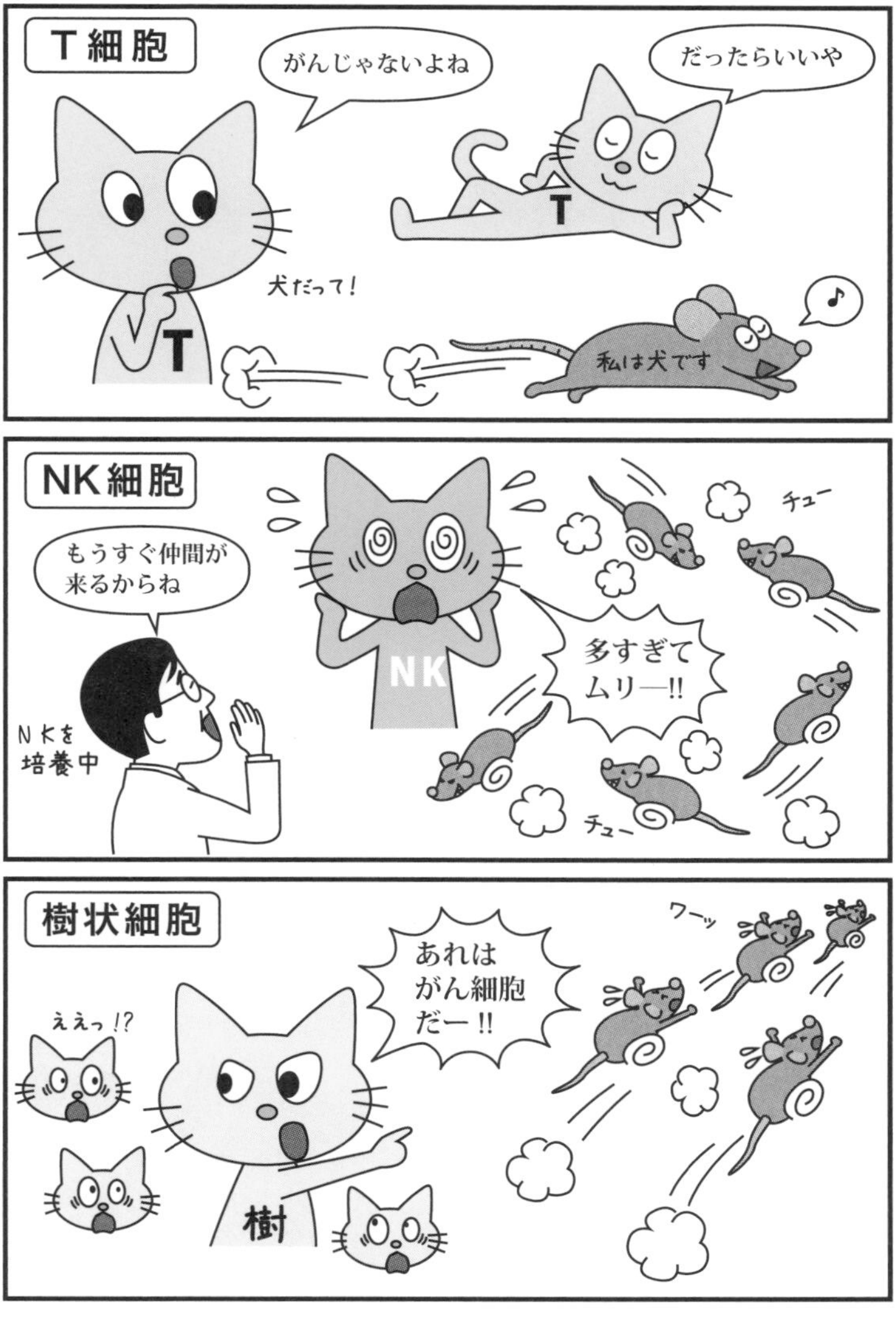
T細胞
がんじゃないよね
だったらいいや
犬だって!
私は犬です
♪
NK細胞
もうすぐ仲間が
来るからね
NKを
培養中
NK
多すぎて
ムリー!!
チュー
チュー
樹状細胞
あれは
がん細胞
だー!!
ええっ!?
樹
ワーッ

細胞はそれまでの命令を撤回し、それを聞いたT細胞が改めて攻撃を仕掛けるので、うまく当たると一気に形勢が逆転して、がん細胞を死滅させることができます。

この第3世代の免疫治療は注目を集めていますが、私はあえてやっていません。がん細胞のほうがさらに賢く、指揮官を教育している間にもっとハイレベルな変装をする可能性が出てくるからです。実際に治療の現場でも成績はあまり高くないようです。

NK細胞は数を増やせば増やした分だけ敵を攻撃してくれる「量」の治療です。一方で、樹状細胞は、攻撃の「質」を上げる治療といえます。しかし樹状細胞では、教育し直して当たらなかったら、またやり直すことができません。何度も行うと、異なることを命令する指揮官が複数存在し、命令が統一されなくなって、T細胞もどれを攻撃していいのか分からずに混乱をきたします。

末期がんの治療では、時間に猶予がありません。入れた数に比例して、必ず結果を出してくれるNK細胞のほうが、先行きの計算ができるので、治療計画を患者さんにも説明しやすいのです。

NK細胞治療は、とくに計画が必要な治療です。なぜなら、培養して増やした細胞を体内に戻しても、増えたままの状態を保てるのは1カ月ほどで、その後はバタバタと死んでしまうからです。通常、1回目の治療から2、3週間後に2クール目を行い、また数を増やして、その2、3週間後に3クール目を行うという形でNK細胞投入を繰り返し、一定の量を保つようにしています。

そのスケジュールさえきちんと立てれば、NK細胞は生きているかぎり24時間、がん細胞を攻撃し続けてくれます。がん細胞にべったりくっついて穴を空けて殺したら、また別のがん細胞に移動してというように、死ぬまで攻撃をし続けるのです。

NK細胞は、将来的にも期待されています。たとえば先に書いたように、がん幹細胞が、女王蜂のように普通のがん細胞の砦に守られているとしても、NK細胞でその砦を作っているがんを攻撃してから、身体に負担を与えない程度の抗がん剤を使えば、がん幹細胞まで届いて死滅させられるかもしれません。

現在は、抗がん剤治療ではがんを治せなかった患者さんが免疫治療を行うという流れがほとんどです。しかし、この理論でいくと、その逆の順番で行ったら良い効果が期待できるのではないかと考えられています。

8

「遺伝子治療」って何？

がん細胞が持つ、もっとも恐ろしい特徴は何でしょうか？　それは無限に増殖し、自滅することがないことです。がんは分裂・増殖さえしなければ、もはや「がん」とはいえず、ただのコブと同じです。

遺伝子治療の最大の目的は、がん細胞の増殖を止めること、もしくは増殖のスピードを遅くさせることです。一定以上に増えてしまったがんは、細胞が分裂・増殖していくスピードが速く、通常のがん治療ではそのスピードに追いついて死滅させることができません。そこで期待をかけられているのが「遺伝子治療」です。

がんという病気は、細胞の遺伝子が何らかの形で傷つけられてコピーミスが起こり、発がん遺伝子が作動したままの細胞が発生してしまうために起こります。つまり原因は遺伝子の変異です。

そこで始まった考え方が、「変異した遺伝子の修復をすることが、がんの治療につながらないか」というものです。がん抑制遺伝子を組み込んだ何らかの細胞を体内に入れることで、異常な遺伝子を正常化へとうながす治療法です。その異常な遺伝子を修復する役割として、はじめに注目されたのが「ｐ53遺伝子」という抑制遺伝子でした。

発がん遺伝子やがん抑制遺伝子には複数ありますが、中でも「ｐ53遺伝子」は、多くのがん細胞で共通して変異しています。この「ｐ53遺伝子」は細胞分裂を止める力のある遺伝子情報をもともと持っているので、これが通常どおり働けば、がん細胞が増えないようにすることができるわけです。正常な細胞では、傷ついた遺伝子を治したり、修復が不可能なほどダメージを受けたら自滅する仕組みなどを持つ抑制遺伝子が働いているので、この働きが正常に行われるようにするのです。

運搬係は無害な〝ウイルス〟

次に必要となるのは、その修復してくれる遺伝子をがん細胞の中に運ぶ〝運搬係〟と輸送ルートの確保です。さまざまな物質が世界中で研究された結果、選ばれたのが「レトロウイルス」と「アデノウイルス」です。ウイルスと聞くと、インフルエンザやノロウイルスを思い浮かべる方が多いでしょう。「そんなことをして病気にならないの？」と不安になる方もいるかもしれません。

遺伝子治療には運搬係としてウイルスが必要!?

ウイルス号
人体に有害な
たんぱく質の遺伝子
を取って――
p53
ウイルス号
代わりに治療用の
遺伝子を載せる
GO!
p53
ウイルス号
がん細胞
がん細胞の中に入って、

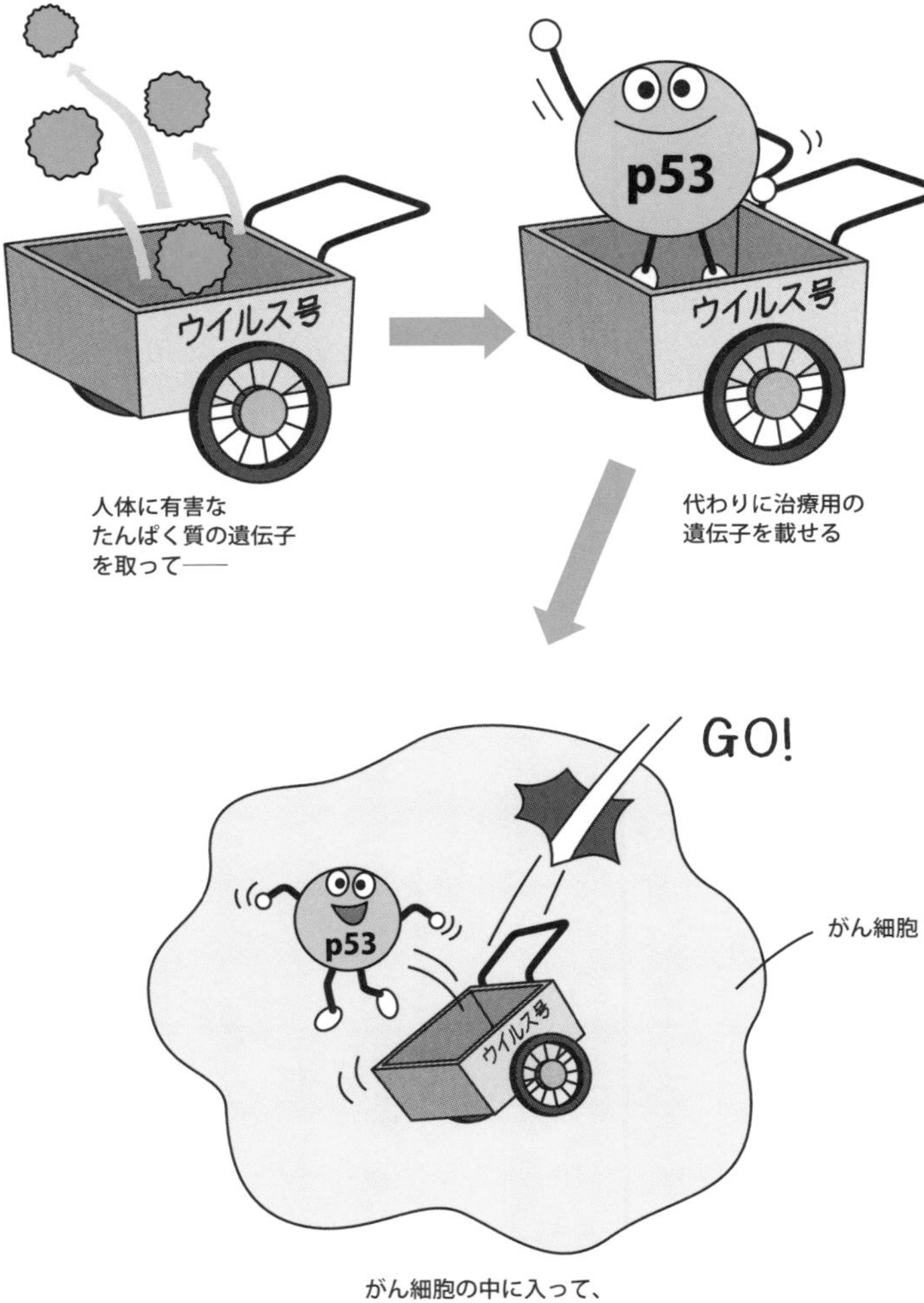
治療用の遺伝子が活躍！

でも、ご安心を。この遺伝子治療では、ウイルスの有害な機能をなくして、人間の細胞の中へ運び込む能力のみを活用する形なので、身体に害はありません。

そんな「レトロウイルス」と「アデノウイルス」ですが、それぞれに違いがあります。ウイルスは殻の中に遺伝子情報があるだけの単純な構造で、殻の中に入っている情報には「RNA」「DNA」の2種類がありますが、レトロウイルスは1本鎖RNAを持つ「RNAウイルス」で、アデノウイルスは、2本鎖直鎖状DNAを持つ「DNAウイルス」と呼ばれる種類です。

レトロウイルスのメリットは、細胞が分裂を繰り返しても、運び入れた遺伝子情報がずっと効力を発揮し続けられること。一方、デメリットは、細胞核の中にまで運び込まなければいけないので成功率が低いことです。レトロウイルスには遺伝子情報の入らせんが1本分しかないため、細胞核の中にある染色体に入り込まなければなりません。すでにある遺伝子の二重らせんの1本をどけて自分がそこに留まることは、容易ではないのです。

それに対し、アデノウイルスのメリットは、もともと二重らせん構造の遺伝子情報を持っているため、核まで行かずとも細胞内に入ることさえできれば、その効力を発揮できることです。デメリットは、細胞が分裂を繰り返すごとに遺伝子情報が弱まってしまうこと。そのため成功率は高いけれど、効力は一時的です。

どちらが効果的なのかは病状や個人差にもよりますが、一般的にはアデノウイルスのほうが、がんの治療には向いているかもしれません。なぜなら、ウイルスを使う目的は、「がん抑制遺伝子によりがん細胞の分裂をストップさせる」こと。効力に持続性があることよりも、アデノウイルスのように高確率で止めることが重要なのですとはいうものの、レトロウイルスを使った遺伝子治療で、末期の悪性リンパ腫のがんがすっかりなくなったという例もあります。そのため私は、まずアデノウイルスで治療を行い、効果がなければレトロウイルスに切り替える使い方をしています。

遺伝子治療って効くの？

遺伝子治療でも、治療法によって効きやすいがんと効きにくいがんがあります。私の治療経験では、ＣＤＣ６という遺伝子治療は腺がん（分泌機能に関わる臓器の腺組織にできる胃がんや肝臓がん、大腸がんなど)、とくに乳がんに一番適していると感じています。

また、数年前に中国で、p53遺伝子治療薬「Gendicine」を6000~7000人に投与したデータでは、扁平上皮がんにはよく効き、腺がんにはあまり効果がないという結果が出ています。扁平上皮がんは皮膚や気管の粘膜の表面にできるもので、食道がんや舌がん、咽頭がんなどです。この結果によると、とくに口や食道など、直接注射ができる部分に効きやすいということでしょう。

日本ではまだ医療として承認されておらず、実態が分かりづらいままとなっています。そのため、副作用が気になる方もいると思います。たしかに、毒性をなくしてから運搬係に徹してもらっているものの、ウイルスは実際に使うわけですから、身体の正常組織が病原菌と勘違いして熱を出したり、吐き気、悪寒、頭痛などの軽い副作用にみまわれることもあります。そのため、様子を見ながら投与しています。

ただ、p53遺伝子は本来正常な組織にも備わっていて、細胞が分裂するときにコピーミスがないかを最終チェックする機関のようなものなので、正常細胞にもこの機関が増えるとチェックが厳しくなり、より正常な細胞が増えていきます。身体全体には良い影響があり、安全性は問題ないといえます。

遺伝子治療は、最近はインターネットで調べるとたくさんヒットしますが、日本で未承認ということは、国で十分な管理やチェックがされていないということです。また、実績のあるクリニックもまだまだ多くありません。実際に治療を受けるときは、必ず次のことを確認してから選んでください。

・治療するに当たって、患者に同意書を取っているか？
・料金は納得でき、妥当と思われる金額か？

料金は、通常1回3万円程度です。この他、実績も聞くことができればベストです。このような質問に答えてくれない医療機関はあまりお勧めできません。

9

「温熱療法」って何？

がんの怖いところは、生体コントロールを無視してどんどん増えていくことです。驚くことに、がん細胞は分裂・増殖のためにせっせと自分専用の新しい血管を作り、正常細胞からエネルギーを横取りしています。本当にずる賢い細胞だと思います。

ところが、この専用血管こそが何よりの弱点。急いで作った突貫工事の血管なので、普通の血管に比べてもろいのです。がん細胞が作った血管は、すべてのがん細胞にエネルギー供給できるほど太くありません。しかも、栄養を送り込むことに特化しているので、温度の変化にも対応できません。収縮・拡張で血流を調節できないため、身体を温めるとがん細胞に熱がこもって逃がすことができず、結果死んでしまいます。

がん細胞がいくら新しい血管を作ったとしても、ほとんどの酸素と栄養分は正常細胞に取られます。急いで勢力を広げたいがん細胞は、ここでも秘策を生み出しました。それは、体温を下げることです。

正常な細胞がエネルギーを作るシステムには「解糖系」と「電子伝達系」の2種類があります。ミトコンドリアの中で行われる電子伝達系は、ブドウ糖を分解する解糖系よりも19倍効率良くエネルギーを生み出せます。

がん細胞は、あえてミトコンドリアを使わないのか、その機能が壊れているのか、ブドウ糖をエネルギー源にする効率の悪い「解糖系」だけを使っています。生産効率の悪い解糖系に頼るがん細胞は、そのままではエネルギー不足になります。そこで、正常な血管から流れる栄養を横取りしようと体温を低くしているのです。

ミトコンドリアの敵は低体温です。体内の温度が37℃（脇の下で測って36・5℃）が、酵素の働きも良く、理想の体温といわれます。しかし、体温が1℃下がるだけで酵素の働きは半減します。正常細胞はミトコンドリアが正常に働くことを前提にしたシステムですが、体温が下がると酵素が働かなくなり、ミトコンドリアが機能しなくなります。

そこで使われなくなった栄養をがん細胞は惜しみなく使うのです。要は、自分たちが優位になるように、身体を低体温に仕向けているということです。

温熱療法は、そんながんの弱点をつく治療法です。

がん細胞は40～42℃くらいの熱で死滅するといわれています。これは正常な細胞なら耐えられる程度の温度ですが、がんにとってはたまらず、エネルギーを得るための血管を壊され、逆に正常細胞のミトコンドリアを元気にしてしまいます。

もう一つ、温熱療法には利点があります。体温が40～42℃くらいになると、人間の体内でヒートショックプロテインが生成されます。これはストレスなどで傷ついた細胞を修復し、免疫力を高めてくれるたんぱく質です。がんと闘う力をつけてくれる大きなパワーとなるのではないでしょうか。

「どう温めるか？」も問題

シャワーよりも湯船に浸かるほうが身体に良いといわれていますよね。温熱療法の基本は身体を温めることだから、民間で行われている温泉、温灸、スチーマー、赤外線ランプ、岩盤浴、サウナなどの方法も広い意味で温熱療法です。湯治が代表的な例で、日本人は昔から身体を温めて病気を治すことを知っていました。

がんの治療としては、身体の深部まで温めることが必要となってきます。深部で

40℃を超えさせるには30分〜1時間程度もかかります。これでは体力の落ちているがんの患者さんには無理があります。

ここで注目されているのが、「遠赤外線」による治療です。遠赤外線は波長が長く、身体を貫通することができるため芯から身体を温めてくれるし、エネルギーが高く短時間で温まります。10分ほどで、臓器、血管、リンパ管などの深部まで熱が浸透します。ですから温浴施設や温熱療法装置などは、「遠赤外線かどうか」を基準に選ぶことをお勧めします。

私がいつも患者さんに勧めているのは、自宅用の温熱療法装置です。「麦飯石《ばくはんせき》」という石を敷き詰めた台（4人掛けのテーブル大）と、内側に炭素シートが貼ってあるかまぼこ型のドームを組み合わせた装置で、台の上に寝ると、下から出てきた遠赤外線が反射されて上下で包み込むような状態になります。これは効果は絶大ですが、場所を取ることと、石の上に寝なければいけないので骨転移がある人には痛くて使えないことがネックでした。金額は30万円ほどです。

これを改良し、使い勝手を良くしたのが毛布タイプの装置です。毛布の繊維の間に、

がん細胞は温度に弱い

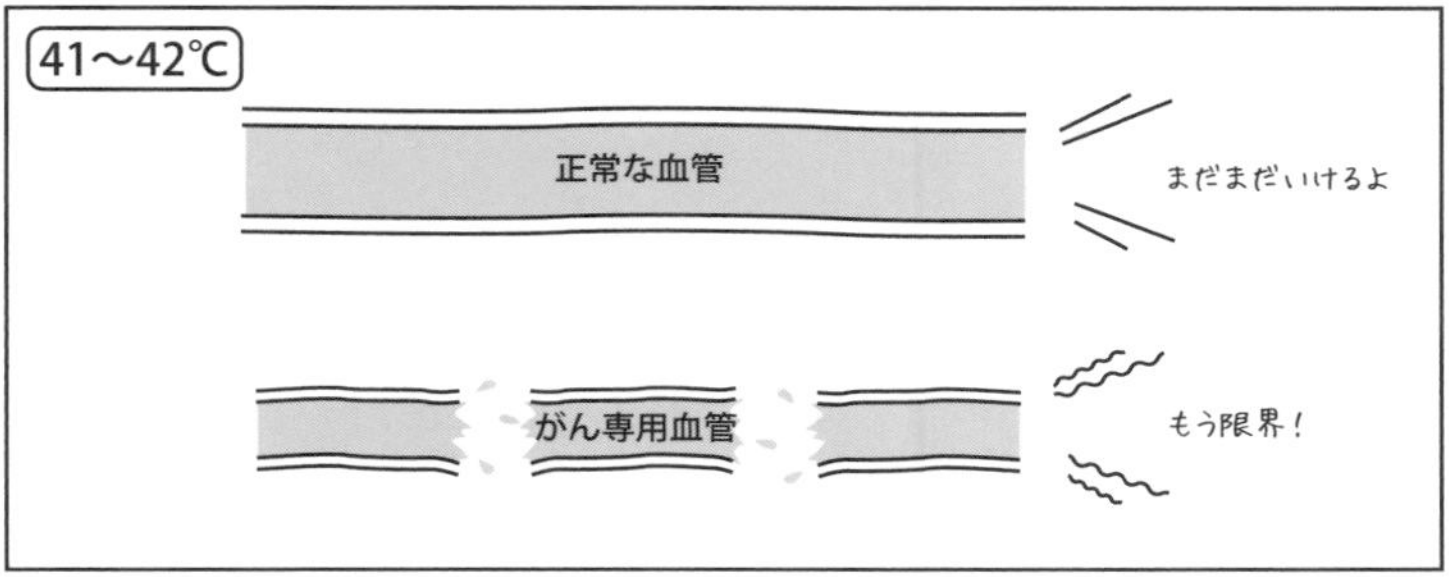
41～42℃
正常な血管
まだまだいけるよ
がん専用血管
もう限界！

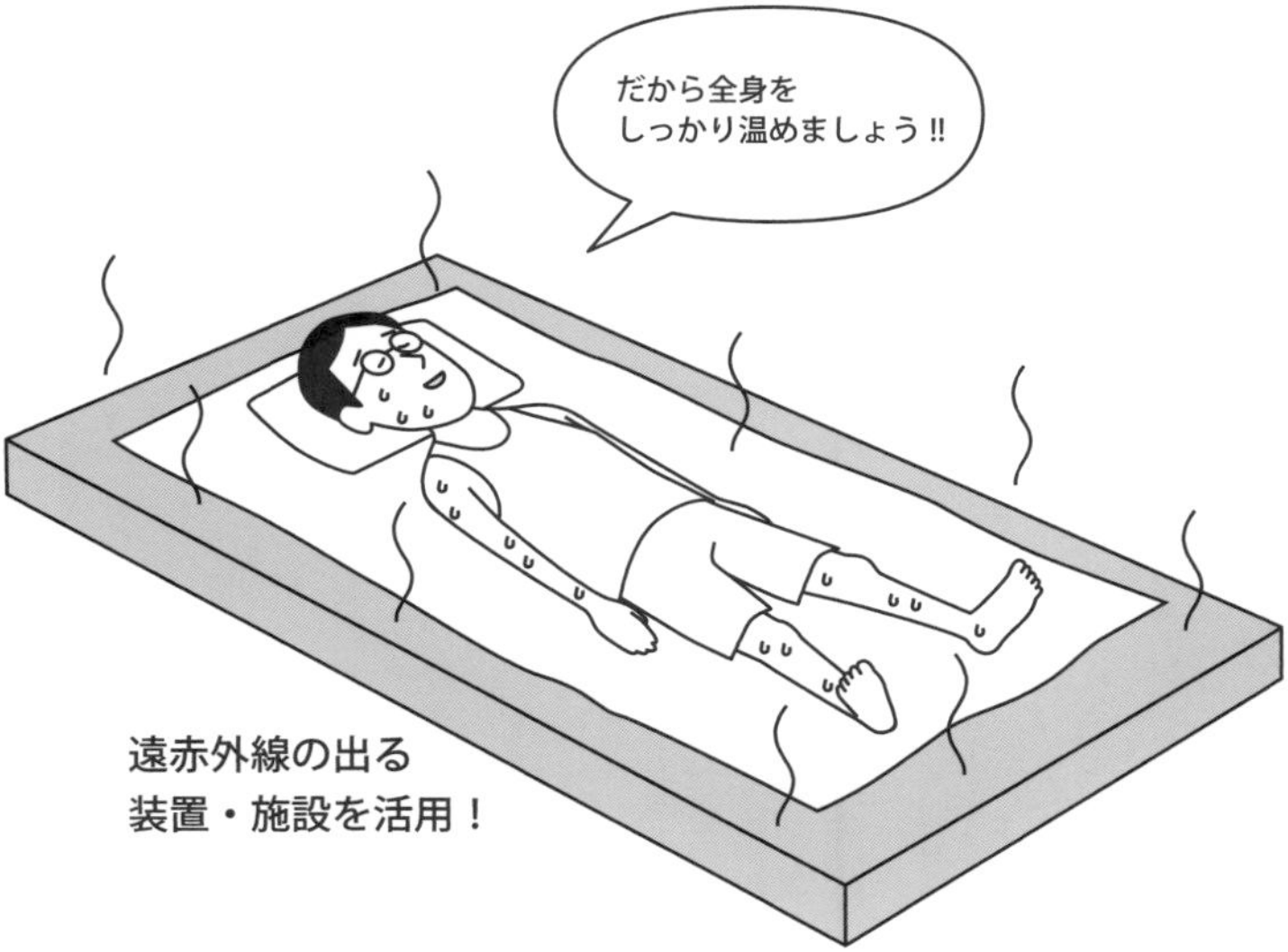
だから全身を
しっかり温めましょう!!
遠赤外線の出る
装置・施設を活用！

遠赤外線が出るさまざまな薄い石が貼りつけてあり、スイッチを入れると石の下のヒーターがついて遠赤外線が出ます。24時間横になって使える上、湿度をコントロールできるという便利さもあり、患者さんにも人気です。こちらは60万円ほどになります。〈インターネットなどで購入できるものもあるようです。〉

そして、他にもお勧めしているのは、抗酸化陶板浴（還元陶板浴）です。特殊な溶液を練り込んで作った陶板を敷き、その上に横になって身体を温める温熱浴で、この陶板にももちろん遠赤外線効果があります。施設の内部は、室温が42～43℃くらいに上昇するのに湿度は低く、心地良い空間です。こちらは購入もできますが、1回1000円程度でリーズナブルですので、施設に通うのも良いかと思います。

温熱療法はとても有効な方法といえますが、とくにサウナの場合、肺がんの患者さんだけは注意が必要です。肺は空気の塊であるため、他の臓器では1℃ずつ温度が徐々に上がっていくのに対し、肺だけは一気に42、43℃くらいまで上がってしまうのです。ですから肺がんの患者さんは短い時間の治療でも体力的に難しく、温めすぎると正常な肺組織まで壊してしまう危険もあります。私はいつも肺がんの患者さんには「10分我慢して入るよりも、5分ずつ2回に分けて入りなさい」とアドバイスをしています。

肺がんのための温熱療法として、将来的には「ミストサウナ」を使うことができたらいいなと私は考えています。熱したミスト（霧）状の水分で身体を温めるミストサウナならば、水分が肺胞にひっつき、比較的緩やかに温めてくれるので、急激な温度上昇で苦しい思いをせずにすみます。

温熱療法は、最近では病院でも取り入れているところが増え、保険適用されている機械もあります。しかし保険適用の場合は、がんがある部分だけの局所的な温熱療法で、全身を温める治療が行えないという問題があります。詳細は後ほどご説明しますが、これが致命的な結果を生んでしまうこともありますので、必ず「全身」を温めることを意識し、安易な温熱療法に走らないでください。

10

まず治療できる身体に底上げする

３つの治療法「免疫治療」「遺伝子治療」「温熱療法」は、実際はどれか一つの方法を単独で行うというよりも、これらを組み合わせた治療をしています。

そして、治療はサプリメントを使うことから始めます。サプリメントについては賛否両論あると思いますが、私が使う目的は、体力が落ちて弱ってしまった患者さんの全身状態を改善させることです。それによって治療成績の向上が期待できるだけでなく、通院できるだけの体力をつけてもらえます。

私の仕事は、つねにアンテナを伸ばして新しいものをキャッチし、より治療成績の良いものを見つけることです。何％でもいいから生存率を上げていくという地道な努力が必要で、人から話を聞いたり、直接サプリメントの会社に足を運んだりして教えてもらっています。サプリも進歩するので、今まで使っていたものと新しいものを比べて、時代とともに更新する必要があります。

世の中のサプリメントは、残念ながらまだまだ効果が見られないものが多いですが、それでも中には「これは、いい！」といえるものがあります。それが、「マルチビタミン・ミネラル」「フコイダン入り水素水」です。さらに「安定ヨウ素水」、そしてとあるメーカーのハーブティーも使用します。その理由をご紹介していきましょう。

マルチビタミン・ミネラル

一番重要なのが、マルチビタミンとミネラルを毎日摂ること。メーカーはどこであれ、質の良いサプリメントを選びましょう。うちのクリニックではG&CVというメーカーのサプリを使っています。

「栄養だったら、普通の病院でも点滴で補えるじゃないか」と思う方もいるかもしれませんが、一般的な点滴の輸液はたいへん栄養が偏っています。手術した人が早く退院できるようにするのが第一目的なので、入っているのは3大栄養素だけ。1袋に、なんと250gものブドウ糖が入っているのです。つまり、1回250g、1週間やると3kgの砂糖が身体に入ってくる計算になります。

しかも、点滴を受けるような人はたいてい寝たきりに近い状態なので、ほとんどカロリー消費がありません。普通の人なら1700~2000キロカロリー程度必要でしょうが、病気でじっと寝ている人は1300キロカロリーくらいで十分です。一般的な輸液は250ｇのブドウ糖だけで1000キロカロリーになり、しかもアミノ酸も含まれていたりするので、余計にカロリーを摂りすぎることになります。

一般的な病院の点滴を受けると、最初は階段を歩いて上れたりするようになります。しかし、2、3週目になると、急激にがん細胞が分裂を始めて、慌てて止めても追いつかない状態になってしまうのです。がん細胞はブドウ糖しか使えません。だから、点滴でブドウ糖ばかりガンガン与えるやり方は、逆効果になってしまいます。

そんな私も、以前は栄養学の知識がまったくありませんでした。東京に来てから、何をすれば改善するのか、何をしたらうまくいかないのかを治療の現場で経験して、医者として進化してきたといえます。がん治療のために制限するべきものや、必要な栄養素は、すべて患者さんに教えてもらいました。

マルチビタミンやミネラルを摂ることで生存率が上がることも、考えてみれば納得できます。すべての生体反応は酵素でできていますが、補酵素としてのビタミンやミネラルがないと、うまく働かないですよね。ですから、自分でご飯を食べられない患者さんにもＣＶポートや点滴で、ビタミンとミネラルを補っています。

フコイダン入り水素水

私の治療では、今のところ、抗酸化飲料はフコイダン入り水素水のみを使用しています。水素水とは水素を溶け込ませた水のことですが、「水素水」として売られているものなら何でもいいわけではありません。たとえば、専用のサーバーを使ってその場で作っても、数分後には気化して、ただの水になってしまいます。

最近では、消費者庁の調査で、ほとんどの会社の商品は水素水としての効果がないということが分かり、水素水に対する信頼は揺らいでいます。それでも治療の現場では、きちんと作られた水素水は非常に能力が高く、アトピー性皮膚炎や糖尿病などの病気にも使用されています。

水素を使った治療方法としては2種類があります。一つはガスで吸わせる水素発生器、もう一つは、お風呂に水素のナノバブルを入れて皮膚から経皮吸収させる方法です。前者は水に溶かすよりも水素の濃度を高くできるという利点があり、後者はアトピー性皮膚炎の治療などに使われています。

しかしながら、水素には活性酸素を中和する能力はあっても、がん細胞自体を殺す力はありません。ステージ4の末期がんの治療で、患者に水素をどんなに吸わせても救うことができないという苦い経験をしました。

その問題を解消したのが、フコイダンとビタミンCです。両方を水素水に混ぜた水に替えると、助かる人が多く出てきました。フコイダンについては論争もありますが、私が扱っている水素水のフコイダンは高分子と低分子を半々にして、どちらが効いてもいいようにしています。現在のところ、これがベストだと考えています。

この水素水は、がん細胞のアポトーシス（自滅）を誘導する作用や、がん細胞が作る新しい血管を抑制する作用、患者自身の免疫力を高める作用が期待されています。余命が短く生存率の低い「すい臓がん」の治療にも、私は多用しています。

私が使っているフコイダンは、Gガラクトースという単糖がチェーンで連なっている構造で、化学式は$C_6H_{12}O_6$でブドウ糖の化学式とまったく同じです。構造式も、6番目の炭素が1個ズレているだけでほぼ同じ。そのため、がん細胞が間違って食べて、消化できなくて死んでしまうという可能性があります。

一方で、正常細胞はこれを分解してブドウ糖に転換することができます。がん細胞のみに影響を与える理由は、多分このような仕組みだと思っています。

安定ヨウ素水

消毒に使うヨードチンキでおなじみのヨウ素は、殺菌・消毒作用を持ちます。安定ヨウ素水とは、ヨウ素が持つ毒性を抑えて濃度を正確にコントロールすることで、注射や点滴、経口で摂取できるようにしたものです。これは甲状腺の組織の形成を妨げないように、安全な濃度で安定した水溶液で使うことが必要になります。

がん細胞には正常細胞と違って、ヨウ素を中和するための酵素がありません。ですからブロックのないがん細胞だけを攻撃できます。がんだけでなく、他にも腹膜炎やぜん息、神経痛、認知症、リウマチなどの病気にも効くことが分かっています。

しかも、副作用はほぼないという点でも優秀です。一番結果を出すのは脳ですが、その他胆のうがん、胆管がん、悪性リンパ腫や白血病にもよく使用されます。

さらに、患者さんによっては、特定のハーブティーをお勧めすることもあります。「健康に良い」とうたうお茶には、効果が疑わしいものも多く、手当り次第に飲むことは良いとはいえませんが、これは私が実際に使ってみて、手応えを感じました。

内容は、レッドクローバー、インディアン・セージ、ハーバリーンの３種類のハーブをブレンドしたもので、その中でもとくに健康効果が科学的に検証されているのはレッドクローバーです。長い歴史の中で肝臓病、皮膚病、ハンセン病、がん、関節炎などの治療に広く使われてきました。

このハーブティーは、正常細胞のミトコンドリアの機能を上げる効果が期待されており、２０１８年の実験では、ミトコンドリアの量が1・2倍に増えたという結果が出ました。

11

「今やるべき治療」でスケジュールを組む

私の行う治療は、具体的には次の①〜③の流れになります。

①全身状態の把握
②がん細胞の数の把握
③治療の選択

はじめに、「食事は摂れるのか？」「体温はどのくらいか？」「便秘が続いていないか？」などの問診をして、全身状態を把握します。改善の必要性があれば、フコイダン入り水素水でがん細胞が出している活性酸素を中和し、全身状態が安定してきたところで安定ヨウ素水でがんを攻撃していきます。

このように、治療ができるようにするためにサプリメントを使っていくのと同時に、「遺伝子治療」をするかどうかも考えていかなければなりません。サプリメントではすぐには効果が現れない上、免疫治療を行うとしても準備に時間が必要だからです。

通常、採血してNK細胞を培養するためには、2〜3週間はかかってしまいます。

その間に状態が悪くなる可能性があれば、がん細胞の分裂を食い止めるために遺伝子治療を行います。そうして体温や栄養状態をみて、温熱療法の必要性や実際にできるかどうかも考えなければなりません。

温熱療法もむやみにやるのは逆効果です。がん細胞撃退のために極度に体温を上げますから、健康な人でも10分入っているのさえきついくらいで、まさに体力勝負なところがあります。熱による負荷に耐えられるだけのエネルギーを食事で摂れるのか、大量に失う水分を補給できるのか——身体への影響と治療効果を天秤にかけながら判断しています。

その後やっと免疫治療に入るのかというと、最近では併用しないこともあります。その理由としては、とても高額なことが第一にあります。また、咽頭がんや食道がんなどの扁平上皮がんは直接注射での遺伝子治療のほうが効率が良いという事実もあります。他に、安定ヨウ素水を使った方法が有効である場合もあり、免疫治療がベストだとは一概にいえません。

がんの治療は、「そのときにやるべきこと」をつねに選択し続ける作業だといえます。

治療の流れ（一例）

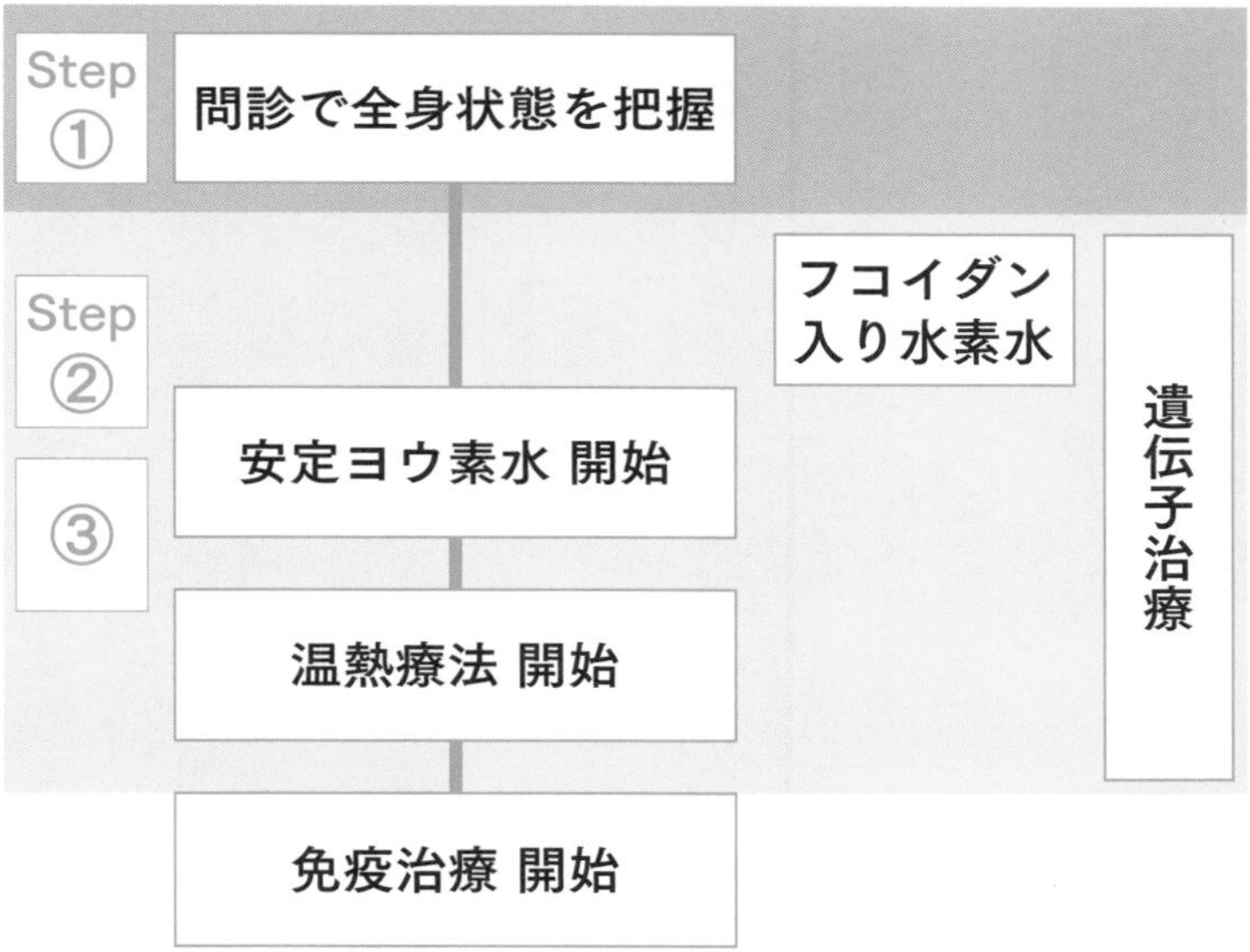
Step ①
問診で全身状態を把握
Step ②
フコイダン入り水素水
安定ヨウ素水 開始
③
温熱療法 開始
免疫治療 開始
遺伝子治療

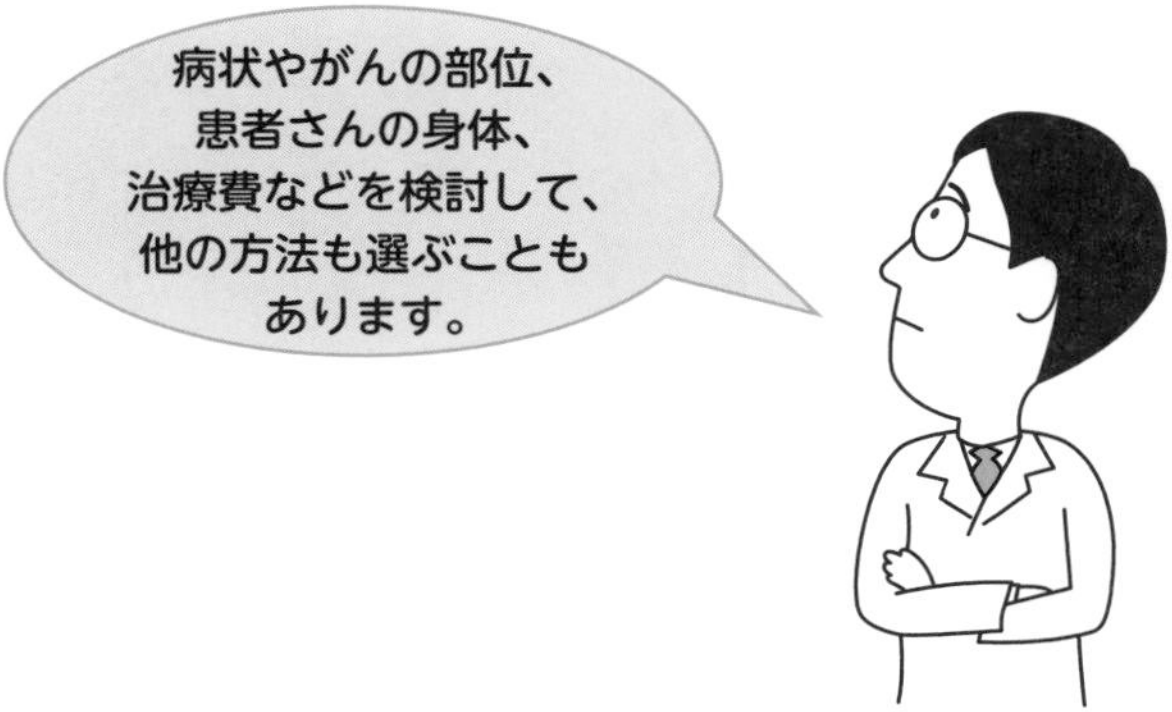
病状やがんの部位、
患者さんの身体、
治療費などを検討して、
他の方法も選ぶことも
あります。

12

怖いのは、最初のがんより再発したがん

がんは、5年経過して再発しなければ、そこでやっと治ったといえる――。

皆さんも聞いたことがある言葉だと思います。データを見ても、乳がんの場合は10年～20年と例外的に長いけれど、それ以外のがんが再発する場合はほとんどが3～5年以内です。がんの治療が必要なくなったとしても、5年間は頻繁に検査を受けなければなりません。

そこまで、がんというものは非常に再発しやすく、気が抜けない病気です。でも、なぜなのでしょうか？

がんが再発しやすいのは、患者さん本人のライフスタイルに理由があるからです。その人の生き方や生活のクセ、環境など、身体にしみついた習慣が、再びがんを呼び寄せてしまうのです。

がんが発生する原因は細胞の遺伝子へのダメージであり、それはウイルスやストレス、紫外線、化学物質、活性酸素などによって引き起こされるものだと、すでにお話ししましたね。ですから、たとえば食生活を改めて運動したとしても、大気汚染がひどい場所など悪い環境の中で生きていれば、がんを完全に避けることはできません。それゆえ、具体的に何が要因になっていたのか、複数の要因が重なって起こったのか、はっきりとは分からないのです。

そして、誰だって仕事や家庭の都合などがあり、がんにかかる前とまったく違う生活をするというわけにはいかないでしょう。ここががん治療の難しさです。

さらに、がんという病気は、がん細胞が目には見えないミクロの単位で体中のあちらこちらに存在し、それらが増殖して次第に全身にまで及ぶ病気です。がんが発覚するということは、じつは10年以上もの歳月をかけて、体内でがん細胞を少しずつ少しずつ育んできてしまったということになります。

ですから、たとえがん細胞の塊を手術でしっかり取り除いたつもりでも、身体の中のどこかしらに、見えないがん細胞が残っているという可能性は非常に高いのです。

それだけではありません。再発したがんは最初のがんよりも治療が困難になるケースが多いという問題もあります。なぜならば、再発したがんは「しぶとく生き残ったがん細胞」の末裔だからです。

最初の治療で、手術や放射線、抗がん剤などに叩かれて、たいていのがん細胞は死んでいきます。しかし、ミクロの世界でひっそりと生き延びた少数のがん細胞が、治療が終わって再び成長できる環境が整うと、分裂・増殖を繰り返し盛り返してきます。これらの再発したがん細胞は、すでに前回の治療で耐性ができてしまっているため、相当に手強い相手に成長しています。

がん細胞はとてもずる賢い細胞だと、すでに申し上げました。生き延びるためにあの手この手を尽くし、耐性まで身につけたがん細胞ですから、どう考えても二度目、三度目は簡単に攻撃されるわけがありません。

だから再発は怖いのです。

そこで、私たちはどうすればいいのか、その方法をこれから考えていきましょう。

13

がんは一過性の病気ではない

■5年生存率と10年生存率の比較

部位	5年生存率	10年生存率
胃がん	74.5	64.3
大腸がん	76.0	65.9
肺がん	42.7	30.4
肝臓がん	35.3	14.6
すい臓がん	9.3	5.0
膀胱がん	71.3	63.5
甲状腺がん	92.1	86.0
乳がん（女性）	93.5	82.8

（2007～2009年。数値は％）

数値の開きが大きい!?

一般的に治療成績には「5年生存率」が使われます。がんが見つかって治療や手術をしてから5年後に生存している割合のことです。これは基本的には信用できます。

実際に、全国がんセンター協議会は5年生存率と10年生存率を臓器別に比較したデータを発表しており、一部を除いてほとんどのがんは、両者に極端な開きはありません。つまり、「5年で再発しなかったら完治」という考え方は正しいと分かったわけです。

ところが、上の表のように例外があります。それは肺がんと肝臓がん、乳がんです。

5年生存率に比べ、10年生存率がガクッと下がってしまいます。おそらく、15年生存率を調べたらもっと下がるに違いありません。

乳がんはリンパ管の中に潜り込んでしまうため、再発するのにとても時間がかかる一方で、がん細胞の増殖が止まることはありません。その点で、乳がんは一番恐ろしいがんだといえます。自分で勝手な判断をして放置し、菜食や温熱治療で解決しようとする患者が後を絶ちませんが、それでやりすごせるのは2、3年。あるとき一気に免疫が落ちて、がん細胞が瞬く間に増えることがあります。

少し前に、とある有名人が乳がんを公表し、闘病の様子を発信し続けました。真偽は分かりませんが、彼女が治療を先延ばしにし、それががんの進行に拍車をかけたと報じているマスコミもいます。もしそれが事実ならば、彼女の存在が、乳がんがいかに恐ろしいかということを端的に伝えています。

日本も欧米諸国と同様に、乳がんの発生率が増加しています。放置して潰瘍化した末、命を落とす人が何万人もいることを知っておいてください。

肝臓がんにはまた別の要因があります。肝臓がんの再発は、肝炎ウイルスに感染して慢性肝疾患を発生することが主な要因です。肝臓がんの治療は肝炎ウイルスを攻撃するものではないので、ウイルスが体内に残ることがあり、これが再発の原因になります。また、すでに慢性肝障害を起こして傷ついてしまった肝臓が、新たにがんを起こす可能性が高いことも指摘されています。

肝臓は代謝や解毒など、生命活動にとって不可欠な役割を果たしています。それゆえ、問題が起こっても全部摘出できないのも原因の一つかもしれません。

がんを経験した方は、不安になる必要はありません。けれど、これまでの治療生活を忘れて「治った！」とケロッとしているのも問題があります。身体の観察を怠らずに、何かあれば専門家のもとへ行きましょう。

また、がんの原因は複雑だとはいえ、食事や身体を温めるなどの生活習慣、環境の改善も大事です。私はそこから一歩進んで、ヨーロッパでは治療の一環とされている断食療法も、予防や治療で取り入れていく予定です。

コラム①

治療に挑んだ患者さん方

――2つの実例

第1章では、一般的ながんの治療法は何が問題なのか、そして私がその問題点をどのように改善し、治療法を編み出してきたのかをご説明しました。

しかし、**治療の主役は医師である私ではなく、患者さんです。**そのため、この本でもコラムにおいて、私が出会った患者さんの姿を記しておきたいと思います。

人により、がんは消えなくても予想された余命をはるかに超えて暮らしている方、血液中の「がんの兆し」が消え、さらに腫瘍までなくなった方、ポジティブな心でがんと共存している方など、効果の現れ方や治療生活はさまざまです。

治療を続ける努力とはどのようなものなのか、**がんという病と付き合う**とはどのようなものなのか。以下の例は、治療の内容や効果だけでなく、患者さんの想いも含めて読んでくだされば幸いです。

木倉さん（61歳）の両肺にがんが見つかったのは、3年前のことでした。病院で気管支鏡を使った検査をしたところ、右肺に大きながんが、左肺にはそれよりやや小さいがんが発見されたのです。

診断は肺小細胞がんでした。これは、増殖しやすく転移しやすいという点で、がんの中でも悪性が高いことで知られています。右肺はすでに手術や放射線治療ができる段階ではなく、担当医には抗がん剤を勧められました。

しかし、木倉さんは自分でいろいろと調べて、予想される効果とQOL（Quality of Life）を天秤にかけ、抗がん剤はやらないという決断を下しました。そして、娘さんの知人の縁で私のクリニックを訪れ、NK細胞による免疫治療を始めたのです。

最初は2、3週間に1回のペースで治療を行い、1年くらいクリニックに通っていただきました。副作用といえるほどではありませんが、最初は微熱が出ることもあったとおっしゃっていました。

現在は、私のもとには来られていませんが、安定ヨウ素水やフコイダン入り水素水などをずっと飲んでいらっしゃいます。併せて、白米ではなく雑穀米を食べる、甘い物を食べない、21時以降には物を食べないなど、食事についてもいくつか約束をしていただいています。

その後、がんは脳にも転移が見られ、現在は地元の病院で免疫治療と並行して放射線治療も行っているそうです。つまり順調とは言い切れない状態ですが、左肺のがんは消え、右肺のものも小さくなっています。病状に波があるものの、かつては余命数カ月だったのが2年が経過していることを考えると、免疫治療、サプリメント、可能な範囲での食事療法などによる私の統合医療が、ある程度の力を発揮したと考えていいのではと思います。

木倉さんは、2018年の夏にはヨーロッパ旅行に行かれ、1カ月かけてイタリア、スペイン、スイスなどを巡ったそうです。

「がんが発覚したときに、白川先生のクリニックを勧めてくれたのは娘です。娘の支えがあり、私は治療を決心しました。今後も治療を頑張ります」と木倉さんは語ります。

ご家族やお孫さんと一緒に過ごされる時間が今後も続くよう、私も医者として見守っていきたいと思います。

山崎さん（仮名・58歳）は、私のクリニックでCTC検査（血液からがん細胞の状況を診る検査）を受けたのが、そもそものきっかけでした。検査の数値があまりに悪かったため、原因究明より先に現状を何とかしようと、安定ヨウ素水を飲んでいただくことにしました。

ところが、それから1週間後に高熱と胸の痛みがあったため、山崎さんはいつも通院している近くの病院でCT検査を受けたのです。山崎さんご自身は「肺炎か気管支炎ではないか？」と疑っていたそうですが、結果は胸腺腫でした。

胸腺腫は胸腺がんよりは悪性の度合いは低いものの、けして安心できる病状ではありません。山崎さんの場合は、発見された時点で腫瘍の直径が28ミリでした。

すぐに手術ができる別の病院を紹介され、手術日が決まり、山崎さんは私にすぐ連絡をくれました。手術の予定日までは1カ月半。胸腺腫の手術そのものも心配ですが、私には他にも心配がありました。CTC検査の結果を見ると、山崎さんの血液には転移・進行しやすいタイプのがん細胞が多く、手術をすることでその移動が促進されてしまう可能性があるのです。

私は、安定ヨウ素水をがんの方のレベルまで増やして飲むように指示しました。

手術が近づいた頃、結果を見るために血液検査を行いました。すると、血液の数値が正常の範囲になっており、山崎さんも驚いておられました。これで最善の状態で手術をしていただけると、私も胸をなで下ろしました。

ところが、驚くのはまだ早かったのです。病院に入院して手術前日に再度CT検査をしてみたところ、腫瘍の大きさは、28ミリだったのが9ミリになっていました！嬉しいことに、手術は取り止めです。

その後も山崎さんには定期的にご報告いただいていますが、手術取り止めから3カ月後の検査では、腫瘍が9ミリのまま残っていたものの、その内部はスポンジのようにスカスカになっていたそうです。そしてさらに3カ月経った頃には、腫瘍はさらに小さくなり、担当医にほぼ寛解状態だと告げられました。

山崎さんのケースでは、血中のがん細胞の数値を減らすことを目標に、安定ヨウ素水や食事療法、入浴で身体を温めることなどを指導しました。ですが、この経過を見ると、胸腺腫にも何らかの効果があったのではと思われてなりません。

さらに、その効果は思わぬところにも及んだようです。

山崎さんは、8年ほど前から自己免疫疾患に悩まされていました。「角膜や目の周囲にヘルペスができる」「汗をかいた後に日光に当たるとしっしんが出る」「髪が抜ける」「蚊に刺されると異常に腫れる」などの症状に苦しんでいた山崎さんは、少しずつ、その症状が減ってきていることに気がつきました。これは、胸腺が免疫系をつかさどることと関係しているのかもしれません。

「そういえば」と山崎さんは言います。「以前から、ヨガをやっているときに身体を屈めると、胸に痛みがあったんです。これは、固い腫瘍が胸骨にぶつかっていたためでしょうか」

現在、山崎さんはとてもお元気になり、毎日イキイキと生活されています。

がんは再発の恐れもあり、やっかいな病気といえます。ときには治療に疲れ、何もかも投げ出したくなると思います。

しかし、木倉さんや山崎さんの経過を見ると分かるように、**一つの症状が改善するごとに、生活にも新しい可能性が開けてきます。**そんな未来を信じながら、けして無理のない範囲で治療生活を送ってほしいと、私はいつも願っています。

第2章
治る人、挫折する人

14

家族がどこまで協力できるかがカギ

私が末期がん治療の現場に立って、予想以上に悩んだのが人間関係でした。それは、私と患者さんとの間に限ったことではありません。私と患者さんのご家族の間、患者さんとそのご家族の間でも、治療方針やお金のことなどで意見が分かれ、残念ながら治療に悪影響をもたらしたことが何度もありました。

皆さんは、もしご自分が末期がんの治療をすることになったとしたら、ご家族は賛同して協力してくれると思いますか？

実際にがんの治療を始めるに至るには、ご家族やご友人などの大きなサポートがカギとなってきます。もし、患者さんが末期がんで全身状態がかなり悪ければ、治療のためにクリニックに通うことができなくなります。どなたかのご協力なくしては、一人では難しいのが現状です。そのためには、自分の仕事を犠牲にするくらいの覚悟がないと、なかなか病人のサポートは容易ではありません。

でも、その前にもっと大きなハードルがあります。本人の希望と、周囲の人たちの希望が一致しないことです。

患者さん本人は、「治療よりも、残された日々をやりたいことをして過ごしたい」「これ以上お金を遣って家族に迷惑をかけたくない」と、余生をゆっくり過ごすことをご希望されることもあります。

その逆に、患者さんは治したいという強い意志を持っているのに、ご家族はその余力がなく、「これ以上はムダ」「もうお金がない」などと言われてしまうこともあります。「今さら元気になっても困るので、治療しないでほしい」と言って、その場で患者さんを連れて帰ってしまったご家族もいらっしゃいました。

どんなにご家族が治療を希望しても、本人の意志が伴わなければ治療を途中でやめて来なくなってしまう。反対に、本人が治療を切望して始めたとしても、後からご兄弟や親戚が出てきて中断せざるをえない状況になることもあります。やはり患者さんとご家族の思いが一緒でないと、命を助けることは難しいのです。

そしてときには、ご家族や親戚の医療関係者から反対の声が上がることもあります。もうすでに治療が始まっているのにもかかわらず、「やっぱりやめます、ごめんなさい」と突然言われて、理由を聞くと、「親戚の医者から『なんでがんの専門病院の治療をやめて、そんな小さいクリニックに行くのか』と反対された」などと言われることがあります。しかし、医療関係者といっても専門外であれば、正しい判断ができるとは限らないということを申し上げておきます。

あなたのご家族には、あなたを支えるだけの強い思いと体力の余裕がありますか？あなたは、ご家族に協力を頼み、完治に向かって一緒に歩んでもらうだけの絆を作れていますか？

いずれにしても、私は患者さん本人と、ご家族や周囲の意見が一致するまでは、治療は始めないことにしています。治療を開始してからは、とくに物理的なサポートが必要になってくるので、ご家族の協力はなくてはならないものです。

ここは患者さんが治療に専念するために、妥協できない一番大事なところだと思っています。

15

医者にウソをつかない、見栄をはらない

末期がん治療は、患者さん本人の強い意志と、ご家族の大きなサポートが必要であるとお伝えしました。それを乗り越えたら、次に約束していただきたいのは、私たち医者を信頼して、ありのままをご相談いただくことです。

私たち医者は、患者さんの身体の状態をよく聞いて、診て、調べて、その人にとって一番良い治療法を考えて提案しています。もしここで処方した薬やサプリメントを飲んだふりをして飲まなかったり、知らないうちにこっそり捨てていたら、治療をコントロールすることができません。

治療の現場にいる人たちの間では、感覚的に、３割くらいの患者さんが指示どおりに薬を飲んでいないと考えられています。要するに、薬を飲んでなくても飲んだことにしているのです。もちろん主治医に聞かれたら、患者さんは「飲んでます」と答えるでしょうが……。

一方で、患者さんご自身の判断でサプリメントなどを飲んでいて、効果があったとしても、医者のほうでは自分の処方した薬で治っていると勘違いしてしまうこともあります。これは患者さんにとっても、医者にとっても非常に不幸な話です。医者が、間違った薬を与えて間違った判断をしたまま治療を続けたら、次に何か起きたときに取り返しがつかなくなる危険性があります。

がんは命を左右する病気ですから、抗がん剤だけで、他にサプリメントなどを飲まない患者さんはほとんどいないはずです。「効果がある」と聞けば、手の届く範囲なら試してみたくなりますよね。また、抗がん剤の副作用が軽減されるサプリメントだと言われたら、誰でも飲みたくなります。でも、それを医者に言うと怒られてしまうから、飲んでいないことにしているんでしょう。

国のがん研究機関でも、抗がん剤の正しいデータを作ろうと必死に管理していますが、その信憑性が問われています。それは、データが抗がん剤のみの効果ではなく、患者さんがいろいろなものを飲んでいる複合作用を見ているだけという疑いもあるからです。ですから病院では、医者が患者さんの部屋に抜き打ちで入り、徹底的に調べることがあるといいます。もし、何か指示にないものが出てきたら、即退院させることもあるそうです。

患者さんが私の紹介状で行った病院でも、万が一サプリメントなどを飲んでいるのが見つかると、「白川が勧めたんだろう」と疑われて、即電話がかかってきます。そして、「こんなものを勧めるんだったら、もう紹介されても診てやらないぞ」と厳しいお叱りを受けます。

でも、その気持ちも分かります。どんな医者にかかるにしても、正直に何を飲んでいるかを話してもらわないと、治療がスムーズに進みませんし、危険なこともあるからです。

また、悪気はないにしても、状態があまり良くないのに無理をしたり、その逆に好転していることを伝えなかったりすると、適切な処置ができなくなります。医者を信用して、ありのままを素直に報告していただくことが良い結果につながると思います。

とくに私のクリニックでは、すべての患者さんを在宅や通院で診ています。病院側が生活を管理できないぶん、患者さんご自身がしっかり自分を管理してほしいのです。

16

治療できるがんとできないがんの違い

私のクリニックで治療を希望される患者さんには、来院前に、必ず電話でカウンセリングをさせてもらっています。他の病院からの紹介状を持っている方でも同様です。なぜ、わざわざこんなことをするのかというと、私も患者さんも、当院の治療ができるかどうかをまず判断しなければならないからです。治療に対する考え方が合わない方もいますし、当院で行っている治療方法をご理解いただけないのであれば、患者さんが来院しても体力と時間のムダになってしまいます。人によっては冷たいと感じるかもしれません。しかし、動くことも大変な末期がん患者さんの心身の負担を思うと、やむをえないと思っています。

こういった問題の他に、私の医師としての限界の問題もあります。

私は、ステージ3、4の末期がんや進行がんの治療を専門に行っていますが、すべての方を治せるわけでも、どんな患者さんでも治療できるわけでもありません。残念ながら限界というものがあります。

電話では、治療の可能性を判断するために、患者さん本人とご家族の両方と話をします。そこで現在どのような状態かを細かく聞いて、どうしても治療が難しいとなれば、その時点で率直にお伝えしています。

具体的に、どんなケースで治療が難しいかというと、がんが増殖しすぎて全身の臓器がすでに機能不全を起こしている患者さんです。

がんの最終ステージは、肝臓と腎臓が直接の死因となることがほとんどです。肝臓や腎臓は「肝腎要《かんじんかなめ》」という言葉があるくらい重要な臓器で、解毒をする働きがあります。その肝臓で体内の毒素を排出することができなくなったり、あるいは、腎臓で毒素をろ過できなくなったりして、毒が身体中に回ってしまうのです。ここまで来てしまうと、さすがに治癒は難しいでしょう。

逆にいうと、臓器が機能不全さえ起こしていなければ、ステージ3、4とがんがいくら浸潤・転移していても治せる可能性があるのです。そのためには、早く治療の方向転換をする必要があるのはいうまでもありません。

治癒の可能性があると分かれば、いよいよクリニックで面談をします。しかしながら患者さんは末期がんです。病院に入院していて外出が難しい、地方に住んでいて東京まで来られないという方には、私が入院先の病院やお近くの喫茶店で待ち合わせして、お会いすることもあります。

このときに持ってきていただくのは、治療を受けた医療機関のカルテの写しや画像のデータ、検査のデータ、診療情報提供書、紹介状などです。現在、痛みはあるのか、どんな症状があるのか、これまでにどのような治療を受けてきたのか、今後の治療について今の主治医からどう言われているのかなどを把握するために欠かせません。そして、患者さんご本人が、現主治医の今の治療や今後の治療方針について、どう受け止め、考えているのかを伺います。

私のほうは、それらの話をよく聞いた上で、治療の可能性があるのかどうかを判断し、お伝えします。私は率直に良い点も悪い点もお話しするので、治療を受けるとその場で即決される方は本当に稀にしかいらっしゃいません。ほとんどの方は一度家に帰ってご家族と相談して、私のところで治療をするかどうかを最終的に決められます。

その後、改めてクリニックに来ていただいて、患者さんに最適な治療計画を提案して治療を始めていきます。

まず電話で話を伺って治療ができるかを判断し、面談する。そんな細かい段階を踏んでも、患者さんが実際に治療を決めるのは10人中1人か、2人程度にすぎません。残りの8割の方は迷った末に、結局のところは元の主治医の病院に戻られます。

患者さんがここまで悩まれる理由はおそらく2つ、「お金」と「覚悟」の問題です。免疫治療や遺伝子治療、温熱療法も、サプリメントにしても、すべて自由診療で自己負担となり、保険診療と比べると患者さんの支払う額は高くなります（具体的な費用の額は後ほど改めてご紹介します）。治療にかかるすべての費用が、患者さん自身の負担になってしまうことが、大きな障害になるのです。

次に問題なのは、治療を切り替える覚悟ができないということ。世の中の考えとしては、私のような小さなクリニックにいる医者よりも、大学病院やがん専門病院の先生に頼るほうが安心感があるのでしょう。来院して面談まで受けたのですから相当悩まれたと思いますが、最終的には権威のある病院を選ばれるケースも多いのです。

先に説明したように、患者さんご自身が判断することもあれば、ご家族の意見によることもあります。患者さん本人が「やっぱり、元の病院で引き続き治療を受けよう」と判断するケース、また、本人は「抗がん剤はやりたくない」と思っていても、ご家族や親族に説得されて私の治療を諦めるケースもあります。

先程も触れましたが、治療というものは、医療を受ける側と医療スタッフ側との信頼関係がとても大事です。どれだけ治療成績が良いというデータがあるとしても、大きな病院での標準治療をキッパリやめるのには「勇気」と「覚悟」が必要なのでしょう。

とはいえ、肉体的にも精神的にも追い込まれている末期がんの患者さんは、決断が揺らぎやすいというのも事実。主治医にさじを投げられ、私のところにいらっしゃったときには、「治る可能性があるなら、どんな治療でも受けます」と覚悟を決めて挑んでも、治療が進んでどんどん状態が良くなっていき、「これは助かるかもしれない」となった途端、「もうやめます」と消極的になってしまう患者さんもいます。

しかし、がんは完治まで気が抜けない病気です。やはり「覚悟」が必要だといえます。

17

「成果が出るまでは3カ月」と心得よ

私の治療では、〝3カ月〟というのが大きな節目になります。病院や治療内容によって目安となる時間は違ってくるのでしょうが、自由診療ではどのような治療スケジュールが考えられるのか、その参考にはなると思いますので、ご説明しましょう。

私は治療を始めるにあたって、患者さんに「3カ月の時間をください」とお伝えしています。

最初に患者さんに合わせた具体的な治療プランを作り、それに沿って進めていくわけですが、１カ月ごとに超音波やエコー、ＣＴなどの画像を撮って、治療が順調かどうか、効果が出ているのかを確認します。順調にいっているようであればプランどおりに進め、あまり効果が芳しくなければ、量を増やしたり、別の治療法に変更したりして、より良い方法を検討していきます。

とはいえ、たとえ治療が順調に進んでいたとしても、１カ月ではがん細胞は画像上で消えることはほぼ難しいのです。たとえば標準治療の場合、抗がん剤の効くがんで、

「3カ月」が治療の節目になる

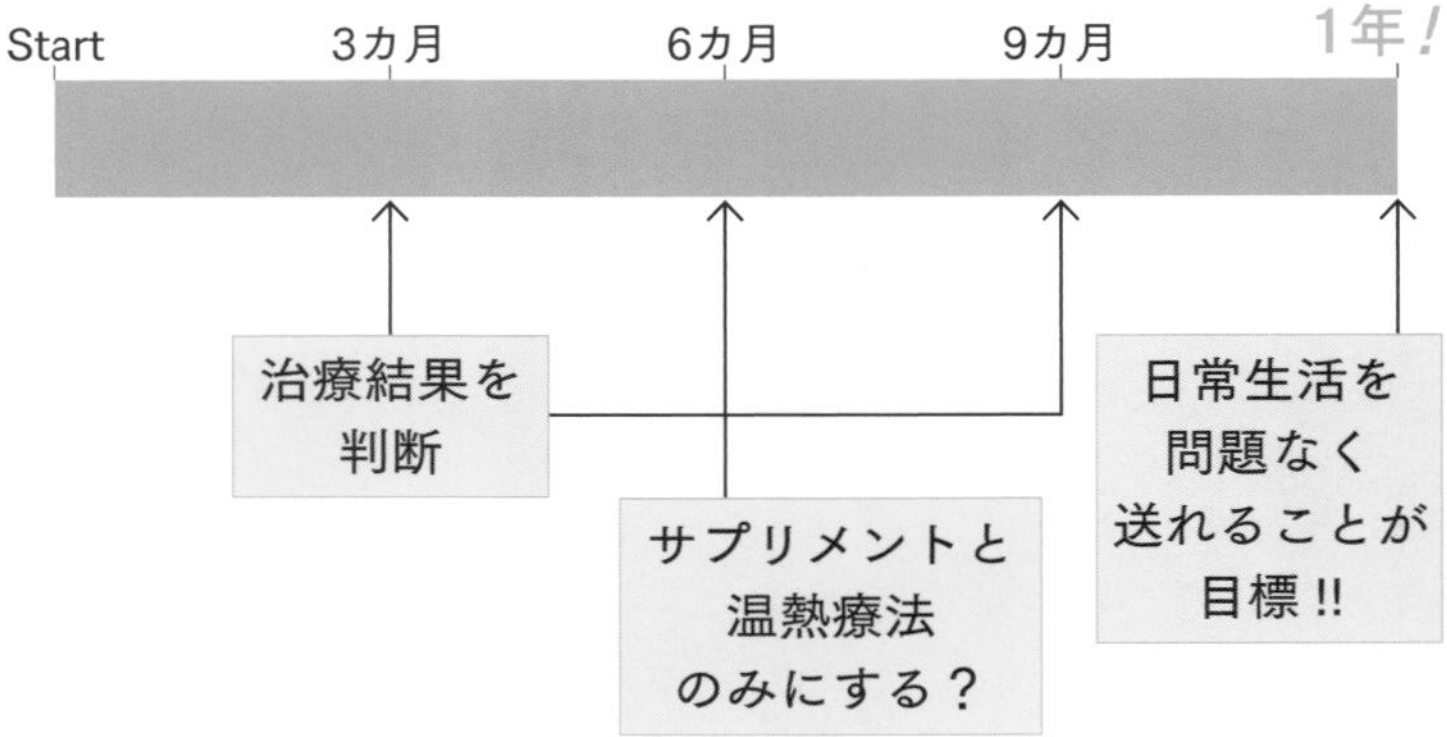

抗がん剤がうまくヒットすれば、がん細胞が一気に死滅します。それに対して、私の推奨しているのは副作用のない緩やかな治療法です。免疫細胞を増やして、少しずつがん細胞に攻撃を仕掛けるので時間がかかります。最短でも1カ月で、ある一定のところまで行けば急にがん細胞が減ってきますが、長いときは2~3カ月かかることもあります。

つまり、治療効果がエビデンスとして出せるには3カ月は要するということです。

最初の3カ月間は、サプリメント、免疫治療、遺伝子治療、温熱療法を組み合わせた治療を患者さんに合わせたプランで行います。そして、3カ月後に治療結果を見て、見直しをしていきます。

外していく順番としては、遺伝子治療↓免疫治療↓サプリメントの順です。

まず3カ月経って、ある程度めどが立った方は、遺伝子治療からやめます。スタートでは2週間か3週間に1回行ってきたところを、1カ月1回程度に減らしていきます。サプリメントと温熱療法は自宅か通いで続けてもらいます。

その後6カ月目が何事もなく順調に経過したら、免疫治療も終了して、サプリメントと温熱療法で維持できるか様子を見ます。

さらに次の3カ月で治療効果の確認というように、3カ月ごとに画像で確認して、治療法の検討や見直しを行い、1年後に一般的な普通の生活ができることを目指していきます。

18

副作用を前もって知っておく

「この治療法で、どんな副作用が、どの程度起こりうるのか」

これを先に知っておくことは重要です。痛みなどを伴うつらい副作用であれば、長期的に継続するのは困難になります。また、たとえ副作用を覚悟して治療を受けたとしても、それが実際にどのような内容かを最初に知っておけば、心の準備ができるでしょう。

風邪薬であれ、頭痛薬であれ、どんな薬にも副作用はつきものです。市販薬でも反応が大きく、副作用が現れる方だっています。ましてや抗がん剤の副作用は激しいものが多いことは、一般にも知られています。国立がん研究センターのホームページでは、抗がん剤の副作用について、このように述べています。

「あなたの病気を治したり、症状を和らげるために利用するお薬の働きを『主作用』といい、それ以外を『主』に対して『副』の働き、いわゆる『副作用』といいます」

つまり、薬の作用の中で、治療に必要な作用以外はすべて「副作用」と呼ばれるのです。

抗がん剤の化学療法では、種類や投与量によって起こりやすい副作用が異なりますが、一時的な副作用としては、骨髄抑制（骨髄にある細胞がダメージを受けて、血液成分を作りにくくなること）、口内炎、嘔気、下痢、脱毛などがあります。すぐに副作用が現れ、投与が終わってからもなかなか元に戻らないものもあれば、治療が終わって長い時間が経ってから起こるものもあります。後者では、具体的には不妊や二次性発がんなどがあります。

放射線治療にしても、もちろん個人差がありますが、倦怠感や疲労感、食欲不振、脱毛、皮膚のトラブル、貧血、感染・出血しやすくなるなどの副作用が出て、抗がん剤と同様に、後に残る場合もあります。

私の行っている治療法では、現在のところ、重大な副作用などは起きていません。あえていうならば、遺伝子治療に関しては、身体に軽度の変化が起こることがあります。それでも、正常組織に悪い影響を与えたり、命に関わるような問題は報告されていないのです。

遺伝子治療では、ウイルスに運搬係をやってもらうことはすでに書きました。ただし、インフルエンザウイルスなどとは違い、毒性は抑えて、運ぶ役に徹してもらっているので、有害性は発揮できないようになっています。

それでも、人体にとって〝異物〟であることに変わりはありません。体内の免疫細胞が「病原菌」と勘違いして発熱を起こしたり、けいれんや嘔気、悪寒、頭痛やめまいなどの免疫反応を起こすことはあります。いずれも心配のない軽度の副作用で、遺伝子治療をした後すぐに副作用が現れる患者さんもいれば、５〜８時間程度経過してから出たり、翌日になってからそのような症状が出る方などもいて、副作用の症状はさまざまです。

重大な影響は与えないといっても、不快になるのは誰でも避けたいものです。私の行う遺伝子治療でも、最初は少量から始めて様子を見るようにしています。

その他では、１０００回以上行っている免疫治療を含め、温熱治療、サプリメントなど、私の治療では、今のところ副作用は確認されていません。

19

治療のストレスとＱＯＬも考える

治療に伴う負担は、副作用だけではありません。治療というものは、心身ともにとてもストレスを与えます。患者さんは、治療の際の痛みや、手術による傷痕の心配、術後は普通の生活に戻れるのか、再発しないか、さらに今後の治療費の不安などといった無数のストレスを抱えるわけです。

私は末期がんの患者さんを対象に治療をしていますが、ステージ1や2の患者さんの相談を受けることもあります。ステージ1、2であれば、標準治療の手術・抗がん剤・放射線治療の組み合わせで、8～9割の高い治癒率になります。そのため、そのまま現在かかっている病院で治療することを勧めています。

ところが、最近はいろいろな書籍やインターネットなどから得た情報なのか、必要以上に抗がん剤に対して悪いイメージを持っている方がいます。前の章で、抗がん剤は白血病や悪性リンパ腫など7つのがんには効果があると述べましたが、そういったがんにもかかわらず、「どうしても抗がん剤治療だけは受けたくないんです」と訴えるのです。

私は、末期がんの抗がん剤治療には反対です。しかし、すべての抗がん剤治療を否定しているわけではありません。ときには、代替（自然）医療にこだわるよりも、抗がん剤で治療するほうが身体の負担が少ない場合だってあるのです。がんのできた場所や患者さんの身体などに合わせて、標準治療、自由診療にかかわらず、最適な治療法を受けてほしいと思っています。

ここではとくに、早期発見された患者さんの初期治療について考えてみましょう。できるだけ心身にストレスのかからない治療をしていきたいですよね。初期であれば5年生存率が高く、命に別状がないことが多いので、治療後の生活を重視し、なるべくがんになる前と変わらない活動ができるようにすることが大事です。

ということは、手術をするにしても傷は小さければ小さいほうが望ましいので、そのあたりを考慮してくれる病院を選ぶといいでしょう。

手術とひと口にいっても、開腹手術や開胸手術のように大きな傷を残すほど身体に負担のかかる手術もあれば、わずかな傷痕ですむ内視鏡手術もあります。内視鏡手術とは、患者さんの身体に数ミリ～2センチ程度の小さな穴を数カ所空けて、先端にレンズの付いた管状の小型カメラや細い切除器具が付いた内視鏡を用いて、画像を見ながら切除する手術のことです。早期がんでは、内視鏡治療が安全かつ完全に切除できる手術として多用されます。

しかし、初期でも粘膜下までがんが広がっている場合は、内視鏡手術の適応外となってしまいます。内視鏡手術ができないと判断されたらどうするのかというと、大きな手術をするか、または放射線治療を検討する必要があります。

さらに放射線治療でも、いくつも種類があります。身体の外から当てる「外部照射」と、体の内側からがんやその周辺に当てる「内部照射」に分けられ、ときには両方を組み合わせて行うこともあります。

また、三次元ピンポイント放射線療法という特殊な方法もあれば、前立腺がんや直腸がんなどでは小規模な放射線治療などもあるので、自分でも情報を集めて、より効果的な方法を担当医や放射線腫瘍医と相談してください。たとえ進行したがんだとしても、正常な組織を傷つけずに、がんを根こそぎ排除できる治療を選んで、術後のＱＯＬ（Quality of Life）を守ることが重要なポイントになります。

20

費用を無視して治療は続けられない

先ほど自由診療では「お金」が問題になるという話をしました。それを読んで、「やっぱり自由診療なんて、経済的に恵まれた人だけが受けられる治療なんじゃないのか……」と思ってしまった方もいるかと思います。

しかし、これは最初の3カ月に限った問題だと考えてください。最初の3カ月間は集中して治療を行うので、費用も高くなります。それ以降は、治療内容に応じて基本的には少しずつ減っていきます。

私が行う免疫治療、遺伝子治療、温熱療法、サプリメントのすべての治療を行った場合を仮定して、かかる費用をご参考までに次ページの表にしてみました。実際には、患者さん全員がこのすべての治療を行うわけではなく、身体の状態や予算などのご希望に応じて治療プランは変わります。温熱療法では、「自宅用小型ドーム」「自宅用毛布型」「抗酸化陶板浴」の3つのうちから、必要に合わせて一つを選んでもらいます。

免疫治療、遺伝子治療、温熱療法、サプリメントをすべて最大限に行った場合の費

■治療にかかる費用の目安

治療法	1回あたりの金額	必要回数	総額
免疫治療	27万円	6回(1クール)	162万円
遺伝子治療	16万2000円	3～5回	48万6000円～81万円
温熱療法（自宅用小型ドーム）	30万円で何度でも使える		
温熱療法（自宅用毛布型）	60万円で何度でも使える		
温熱療法（抗酸化陶板浴）	1000円～2000円程度	任意	回数による

この他、サプリメントは、1カ月5～10万円×3カ月（1クール）＝15～30万円程度。

用は、最初の3カ月間で300万円ほどになります。患者さんの治療は状態に応じて変わるため、たとえ最初の3カ月が300万円でも、4カ月目以降は費用が大幅に少なくなっていきます。

段階としては、まず遺伝子治療が不要になります。免疫治療は2～3週間に1回→1カ月に1回または2カ月に1回というように、状態により間隔が開いていき、ペースが減っていきます。

また、温熱療法では装置を最初に購入した場合、その後の費用は電気代のみになります。つまり治療を受け放題なので、頻繁に治療を受けなければいけない方には、器具を購入することをお勧めしています。

残るはサプリメント代です。４カ月目だとまだかかりますが、それでも4カ月目～7カ月目までの総額は50万円程度となります。

このまま順調に経過すると免疫治療もなくなり、サプリメントの量も減ってくるので、全部合わせても年間１００万円程度となっていきます。

費用も、治療を行う上でとても重要なポイントです。

私は、最初のお電話の時点で、必要な金額をできるだけ詳しくお話ししています。経済的に可能かどうかが分からないと治療方法を選択できませんし、もし予算が少ないなら、私のほうでもその金額で最大限の治療ができるようにプランを組み立てます。

具体的には、1カ月2万円程度のサプリメントだけで治療を継続して、状態が安定している方もいらっしゃいます。

当院の支払い方法は、現在のところ、月ごとのお支払いで落ち着いています。日本の一般的な病院のように来院ごとの後払いでも、海外の病院のように前払い制でもありません。治療と同じく、試行錯誤して今の形になりました。

患者さんにとっても、治療プランを相談しながら月ごとに支払う方式は安心で、翌月の費用を予測しやすいという評価をいただいています。

がんの治療は保険診療であれ、自由診療であれ、お金がかかります。自由診療である私の治療法は、3カ月300万円、4カ月目以降は年間100万円ほどになり、それを聞くと腰が引けてしまう方もいるかもしれません。ときには、「なんでこんなにかかるのか？」と質問されることもありますが、これは保険診療のシステムによる錯覚です。

保険診療で、患者さんが実際に負担する金額は医療費の一部です。一般的に、70歳未満は3割、70～74歳は2割、75歳以上は1割負担となっています。

また、「高額療養費制度」というものがあり、年齢や所得によっても違いますが、自己負担額が月に約8万円を超えたら戻ってくるという制度もあります。ですから、治療に自由診療と同じくらいかかったとしても、負担が少ないので高くない気がするのです。

ご参考までに、最後に民間の保険のことにも少し触れておきましょう。

現在では、かけ金は少額でも、がんと診断されたらお金を受け取れる「がん診断給付金」というものがあります。これは、診断された時点で100万円、200万円といった金額が支払われます。他にも生命保険には、死亡保険金の一部や全部を生前に受け取れる特約や、余命を告げられた時点で受け取れるものなどもあります。

しかし、一つ大きな落とし穴が。保険によっては「指定の医療機関に限る」と病院が指定されていて、そこでの治療でしか保険金が還付されないものもあったりします。自由診療を受けることを考えている方は、これらの条件をチェックしておくことをお勧めします。

いずれにしてもがん保険や医療保険はいざというときの大きな味方。ご自身でよく調べてみてください。

コラム②

「病気と付き合う」とは？

——身体を支えるポジティブ思考

治療には心の持ちようも大事——。がんに限らず、どのような病気でもいわれることです。

私がこの言葉を考えるときに真っ先に思い浮かべるのは、船岳さん（女性・76歳）です。この方は、ご自身の努力で2年間病状が安定していますが、それ以上に素晴らしいと思うのは、がんとの向き合い方や、前向きな姿勢です。治療生活を送る上で、ぜひ患者さんに参考にしていただきたいと思っています。

船岳さんと初めてお会いしたのは、2年ほど前のこと。その半月前に、地元の大学病院でステージ4の胆管がんと診断されたとのことでした。

「私は大病をしたことがなくて、まさか自分ががんになるとは思わなかった」と、がんという事実に大きなショックを受けておられました。

のちに聞いたことですが、そのとき私が「あなたが相談者?」と、まるで「全然元気そうですよ」というように尋ねたのが印象に残ったそうです。そのとき、「スコーンとスイッチが入って」気持ちが明るくなったというのです。

その後、船岳さんには安定ヨウ素水を2カ月飲んでもらいました。じつは、なかなか良い変化がなく、また落ち込んでいたご様子だったので、私は「がんと共存しながら、ポジティブにやっていけばいいじゃないですか」と励ましました。

それから1年数カ月、私のクリニックでも、地元の大学病院でも経過観察以外の治療は受けないまま、船岳さんは元気に過ごしておられます。レントゲンを撮るとがんは大きくなっておらず、毎朝6時過ぎに起きて体操をして、毎日1万歩歩いているそうです。

船岳さんが心がけているのは、食事に気をつけること、体温を下げないこと、そして**「いつも笑ってポジティブでいること」**。私の講演会でも、ご自身の病気や現在の状態、そして明るく生きる姿を皆さんにお話ししていただきました。たくさんのギャグを交えながら話す体験談に、聴衆も大笑いしながら聴き入っていました。身体の中のがんを「ポンポコちゃん」と名付け、「大人しくしてくれていて、ありがとう」と話しかけているというエピソードには私もびっくりしましたが、その前向きな姿勢が、船岳さんの健康を支えているように思われてなりません。

適切な治療も、きちんとした食事も、規則正しい生活ももちろん大事です。でも、そこに**ポジティブなメンタルが加われば、症状も体調も格段に違ってくる**のではないでしょうか。「不安がないとは言わないけど、私は大丈夫」と笑顔で言う船岳さんの存在を、心のどこかに刻んでいただければ幸いです。

第3章

回復のカギは身体が知っている

21

宿便には がん細胞のゴミもぎっしり

私はもともとアレルギーを専門に研究していました。当時、腸内環境を変えたらアレルギーの予防ができるのではと考え、調査をしたことがあります。

その結果、アレルギーのあるお子さんと、アレルギーのないお子さんの便では、善玉菌と悪玉菌の割合がまったく違っていることが分かりました。アレルギーを発症しないお子さんは善玉の乳酸菌の割合が多く、悪玉の病原性大腸菌が少なかったのです。

このことから、「乳酸菌を増やせばアレルギーを予防・治療できるのではないか」と考え、生まれたばかりの赤ちゃん600人を対象に2グループに分けて、乳酸菌入りのミルクと、プラセボとして小麦粉入りのものを飲んでもらいました。3〜6年間追跡調査をしたところ、予想どおり乳酸菌入りのミルクを飲んで育ったお子さんはほとんどアレルギーを発症せず、後者のお子さんは3割ほどがアレルギーを発症しました。

この研究は人間を対象に「腸内細菌で免疫系が変えられる」という可能性を示した世界初の研究になりました。今でこそ、「花粉症の人は乳酸菌を摂ると改善する」という説が知られていますが、当時は誰も知らなかったことです。

この経験のおかげで、がんの患者さんでも腸内細菌のバランスを変えたら免疫系も変わるのではないかという考えに及んだのです。

全身状態が悪くなった末期がん患者の腸内細菌は、例外なく悪い状態です。腸の神経が麻痺してひどい便秘になっている人が多く、腸内には宿便が溜まっています。

便というのは、食べたものの残りカスだけでできているわけではありません。小腸の上皮は毎日脱落し、その細胞は2日で新しいものに生まれ変わります。ですから、脱落した上皮がその他のものと一緒にゴミとなって腸内に溜まります。その上、がん細胞も余分なものを排出するので、これも有害なゴミとなって溜まります。これらが、宿便の元になっていきます。

この宿便は腸の中で停滞しているため、善玉菌が減り悪玉菌が増えて腐敗してきます。腐敗物質の一部が血管に取り込まれ、血液と一緒に全身を巡る。腐敗物に含まれるアンモニアや窒素なども、一緒に全身を循環してしまう。こんな怖いことが身体の中で起きているのです。その結果、汚れた血液によって全身の臓器の機能が落ち、頭痛やめまい、倦怠感などの症状が現れ、脳にも悪影響が出ます。

では、免疫機能はどうなるのかというと、ほとんどの免疫細胞は一度腸を経由して全身を循環する仕組みになっているため、腐敗した有害物質だらけの腸の中を通ることになります。免疫細胞が弱ると、がん細胞を止めてくれるものがなくなって、分裂・増殖がスピードアップします。するとさらに増えたがん細胞の悪い廃棄物が溜まって、腸はゴミの山になるという悪循環になっていきます。

この他にも、宿便は身体に害をもたらします。末期がんの方がなぜ痩せ細ってしまうのかというと、これも有害物質が血流に乗って全身を巡るせいです。有害物質のせいで正常細胞が弱って、一方でがんが進行し、筋肉の細胞が破壊されて急激に痩せてきます。この状態を医学用語で「がん性悪液質」といいます。

どちらにしても、がんになると腸内環境が悪くなり、それが全身状態をさらに悪化させる大きな原因になります。腸内環境と免疫系には強い関連があるので、食事で腸を元気にする乳酸菌を取り入れることは非常に有益であると考えています。

22

食事療法はストレスを感じない範囲で

「食事でがんに克つ」というテーマの本が書店にあふれ、ＴＶでも「○○を食べて健康になる」という情報をたくさん発信しています。私もかつては、治療の中に食事療法を取り入れていました。しかし、患者さんにそれを実践してもらうことは難しいと感じ、今は簡単なアドバイスにとどめています。

現在は厳しい食事療法は設けていません。あれもこれもダメ出しをしたりすると、それを食べる患者さん本人、または毎日のメニューを考えて作るご家族にとってかなりの負担になり、音を上げてしまいます。

なにより、毎日同じような食事が食卓に並ぶと、食欲が失せて食事が楽しくなくなってしまいます。結局、食事療法は患者さんもご家族も、食事の時間が苦痛になり、どうしたらいいのか分からなくなってしまうのです。

食事療法の軸となるのは玄米です。玄米の米ぬかに含まれる「ＲＢＡ」には免疫を活性化する作用があり、「ＲＢＦ」はたんぱく質の一種でがん細胞に自殺を起こさせる抗がん作用があります。この玄米を中心にする食事法が玄米菜食です。

食事療法の究極の目的は、がん細胞を飢餓状態に持ち込み、がんを追い込むことです。自分は生き残って、がんだけを衰弱させるためには「何をどう食べるか?」、そのさじ加減がポイントです。これには中途半端な食事療法ではうまくいかないので、専門家に指導してもらいながら行ったほうが楽になると思います。

その上、食事療法は短期間の闘いではありません。玄米菜食は養生食としてよく知られており、玄米を中心に、豆類、野菜、海藻類など身体を温めたり、アルカリ性に傾けたりする食材を使います。いわゆるベジタリアンのような食事がそれです。

この食事法を徹底的に行った場合、1~2年間はがんが弱まりますが、2~3年経つとがんの勢力が増してくることが多くあります。その上いろいろな臓器にも支障をきたして全身状態が悪くなります。これは、玄米菜食ではたんぱく質不足になるからではないかと考えられます。

長期的に食事制限を行う方法がある一方で、短期に集中的に行う断食療法もがん治療に功を奏す可能性があります。現在ロシアやドイツ、アメリカでは断食療法の有効性に光が当たりはじめています。南カリフォルニア大学の研究では、断食と化学療法の組み合わせによりさまざまながんの増殖遅延効果が得られ、化学療法なしでも断食療法を行えば、がん細胞が死滅したり、抑制することができる可能性を示しました。

また、カリフォルニア大学では、乳がんの再発リスクが低下したことを発表していますし、テキサス大学では小児白血病の発症と進行を阻止できるという研究結果を出したりと、他にもたくさんエビデンスがあります。体力のない患者さんに断食はできない可能性もあるので慎重に行う必要はありますが、将来的に私のクリニックでも健康維持の目的だけではなく、がん治療に断食療法を取り入れていきたいと考えています。

先程も書きましたが、食事療法は徹底しないとうまくいきません。しかし、患者さん本人にもご家族にも負担が大きすぎるので、現在は前述のサプリメントを取り入れることで状態の改善を図っています。その上で、最低限の範囲で厳しい制限はせずに必要な食べ方をお伝えしています。

23

がんに効く食事の基本とは

何度も繰り返しますが、何の治療をするにしても必ずやらなければいけないことは、体温を上げて悪いものを出す温熱療法と、負担にならない範囲での食事の管理です。東洋医学の思想では、患者さんの全身状態が改善されないかぎり、いかなる治療も始めてはならないとしています。

ところが、西洋医学は全身状態についてはまったく考慮していません。「ここにがんの塊があるなら、放射線を当てて殺せばいい、抗がん剤を入れて殺せばいい」と部分的であり、身体全体をとらえないで攻撃するので失敗するのです。

要するに、放射線や抗がん剤でがん細胞は壊れますが、がん細胞の残骸がいっぱい出てきて、血流に乗って全身を巡るのです。残骸もやはり身体には毒です。それを処理するのが肝臓と腎臓であることは、すでに書きました。

肝臓や腎臓は生命を維持するため、つねに必死で働いているのに、さらに仕事を押しつけられてオーバーワークになってしまいます。けっきょく最後は限界が来て、もう働けないとギブアップしてしまうのです。

末期がんになって、体温が低い状態で「働け働け！」とムチを打たれても、肝臓や腎臓はうまく活動することができません。その上、がん患者さんはご飯を十分に食べられないから全身に栄養が行き渡らず、肝臓も腎臓も余計に動けなくなります。抗がん剤治療をするとしても、体温が高くて、ちゃんと食事を食べることが必須です。体温が高くなると免疫が活発になるので、抗がん剤だけでなく、自分の体内にある免疫細胞の兵隊たちが暴れ回ってがんを攻撃します。暴れ回ると兵隊はお腹が空くので、しっかりご飯を食べないとなりません。

結局、がん患者さんが生き残るためには、どんな治療をしようが、「体温が高いこと」と「がんに厳しく正常細胞に優しい食事」、この2つは共通して必要だということを忘れないでください。

食事についての具体的なポイントは、

- 精製した白いもの、つまり白いパンと白いご飯と砂糖をやめる
- ビタミンとミネラルたっぷりの食材を摂る
- 安全性の高い肉や魚で、たんぱく質をしっかり摂る

・上質な油、とくに青魚などに含まれるオメガ3を十分に摂る

それから、糖質制限はしないことです。

といっても手当たり次第にご飯やパン、めん類を食べるのではなく、右のように白くない炭水化物を摂ってください。玄米、十六穀米や、全粒粉のパンなどがそれに当たります。

ヨーロッパにいたときに驚いたのが、全粒粉やライ麦のパンなどのほうが人気で、精製した白い小麦粉でできたパンはほとんどないことでした。ヨーロッパには菓子パンもカレーパンもなく、日本人からすればつまらないと感じるかもしれませんが、じつは健康のツボは押さえているのです。

日本では、一般的に売られているものは白く精製した小麦粉のパンばかりです。しかし、白いパンは血糖値が急上昇する上、糖質も高いのでお勧めできません。

24

たんぱく質で免疫細胞をパワーアップ！

私はこれといった厳しい食事制限は行っていませんが、治療を後押ししてくれるのに食べたら良いものは伝えています。とくにお勧めしているのが、たんぱく質です。

１４２ページで、長い間玄米菜食による厳しい食事療法を行うと、１～２年はがん細胞も栄養がなくなり弱ると書きました。これは身体が解毒に向かうためですが、たんぱく質不足によって、その後は急激にがん細胞が復活して勢力を上げてしまいます。

がんの患者さんではなくても、たんぱく質が不足してくるとさまざまな症状が出てきます。例を挙げると、足や顔のむくみ・肌荒れ・爪が弱る・「幸せホルモン」と呼ばれるセロトニンが不足してイライラする・貧血になる・疲れやすくなるなどです。そして、がんと闘うのに一番問題になるのが、免疫力が下がってさまざまな機能が低下してくるという点です。

たんぱく質は身体に非常に重要な栄養素です。脂質や糖質と同様、必須栄養素の一つであり、筋肉はもちろん、血液、内臓、肌、毛髪などのほとんどがたんぱく質で構成されています。免疫細胞ががんを攻撃する燃料になるのもたんぱく質です。免疫細胞は、いろいろなホルモンを出してがん細胞を攻撃します。そのホルモンの主成分はたんぱく質でできています。

たんぱく質は体内で消化・吸収された後、アミノ酸に分解されます。人体のたんぱく質は20種類のアミノ酸で構成されていますが、そのうちの9種類は体内で合成することができないので、食べ物から摂り入れるしかないのです。これを「必須アミノ酸」といいます。

この「必須アミノ酸」が不足してくると、身体ができることは2つしかありません。まず、たんぱく質を必要とするホルモンを作るのを止めること。そして、身体のどこかの筋肉を分解して、必要な成分をかき集めて再合成するかしかありません。

がんが進行してくると免疫細胞はフル回転で仕事をしますから、より多くのたんぱく質が必要です。足りなくなると、たんぱく質が豊富な太ももから分解しはじめます。そのため急に脚が細くなり、徐々に歩行が困難になることもあります。

たんぱく質はそれだけ必要で、身体の中でつねに代謝されているため、食事で毎日摂る必要があります。

たんぱく質をたくさん摂るために、私が一番お勧めしているのが「半熟ゆで卵」です。一日に食べられるだけ食べても良しとしています。生で食べるより吸収が良く、固ゆでするとたんぱく質が変性してしまうので、「半熟」がベストです。その他、大豆や他の豆類、魚介類、肉類も積極的に食べていただいています。

成人が一日に必要とするたんぱく質量は60ｇ程度ですが、体内の吸収率を見ると動物性たんぱく質は97％、植物性たんぱく質は84％です。同じたんぱく質でも生体に対する機能が異なる場合があることから、どちらのたんぱく質も分け隔てなく、いろいろな食品からバランス良く摂取することが必要です。

一方、同じ必須栄養素である炭水化物はというと、食べられる量が限られている末期がんの患者さんにはあまり必要がないといえます。少ししか食べられないのであれば、炭水化物よりもたんぱく質を優先させましょう。

末期がんの患者さんの食事は、あれもこれもダメと制限するのではなく、たんぱく質を中心に食べられるものを食べたいだけ食べていただいています。そして、食品では足りなければサプリメントで補って、治癒に必要な身体の土台作りをしています。

25

普通のサプリや便秘薬では、がんに太刀打ちできない

私は治療をするにあたり、全身状態を良くすることがなにより先決だと考えています。世の中には、「がんが消える」などの効果を匂わせる商品もありますが、私がサプリメントに求めることは全身状態の改善しかありません。それ以上は、専門の医師がきちんとした治療を行うべきだと考えています。

現在世の中には非常に多くのサプリメントが出回っていますが、私が調べたところ、99%のサプリメントには期待できる効果はありませんでした。調査対象はがん患者だったとはいえ、正直、健康維持のために一般の方が飲んだとしてもあまり効き目はないのではないかと思います。

実をいうと、サプリメント市場が年々増加しているのにもかかわらず、がんの死亡者数が増加しているというデータさえあるといいます。サプリメントの国内総売り上げ額は1970年代と比べて2010年では24倍近くになったというのに、がんで亡くなる人は減るどころか、2・5倍に膨れ上がったというのです。ただしこの調査は、サプリメントを良いものも悪いものも一くくりにした大まかなものではありますが……。

市販のサプリメントは、医薬品と違って原材料の表示や効果の根拠も必要なく、食品のカテゴリーに含まれる栄養補助食品とされています。サプリメントは12種類のビタミンと、5種類のミネラルのいずれかが一定量含まれていれば、厚生労働省へ届け出をすることもなく、「栄養機能食品」と表示ができる仕組みになっています。

飲むことで体調が良くなったと感じる人もいますが、これは「わざわざ飲んだのだから元気になるはず」という思い込みによる効果もあるでしょう。なぜなら、あくまで「食品」で医学的根拠はないのですから。

また、腸内環境の改善が健康には不可欠だということで、やたらとヨーグルトにも注目が集まっています。ここまで宣伝するなら、さぞかし効果があるだろうと思うでしょうが、ほとんどの乳酸菌が胃液にやられてしまい、効果が現れるほどの量は腸まで届きません。逆にいうと、1個でも届いていたら「腸まで届く」とうたえてしまうわけです。

便秘薬も簡単に信用するわけにはいきません。原料が自然由来であろうと薬は薬。

便秘の改善どころか、薬に頼れば頼るほど自発的な便意が失われてしまい、より強い作用の薬を使用するという悪循環に陥ります。

刺激性（腸に刺激を与えて便意をうながす）ではなく、腸の水分を集めて便を軟らかくする作用があるのが酸化マグネシウムです。こちらもよく使われますが、血中濃度が高くなることがあり、長期常用のケースでは、副作用で意識障害や血圧低下などが報告されています。

お通じを良くするには、水溶性の食物繊維、適度な水分と適切な発酵食品を摂ること、また、お腹を擦ってマッサージするのも効果的です。

乳酸菌が良いと聞いて、安易に市販の安価なサプリメントや、スーパーの添加物だらけのヨーグルトを購入してせっせとお腹に入れていたとしても、身体にとって逆効果になる場合もあるので注意が必要です。安価なサプリメントは、製造工程でかなりの合成添加物を使用している可能性が高く、消化機能が衰えた末期がんの患者さんには、かえって負担になってしまいます。

26

身体を部分的に温める カイロはＮＧ

ある乳がんの患者さんが「温熱療法」がいいらしいと聞いて、自己流で使い捨てカイロを使い、腫れている部分を局所的に温めたそうです。すると腫れが治まって、「本当に温熱療法は効果があるんだ……」と安心して続けていました。ところが、しばらくすると元に戻ってしまい、その後いくら温めてもまったく効果がなくなってしまったそうです。

なぜこんなことが起こるのか、あなたはその原因を推測することはできますか？

ステージ3、4の末期がんになると、原発巣や転移先だけではなく、小さながん細胞が全身に散らばっている状態です。がんと認識されている部分だけ温めても、身体の他の部分にがん細胞が逃げてしまい、意味がありません。さらに、一部分だけ狙って温めていると、熱に強い耐性を持ったがん細胞が発生してしまう危険性さえあります。

おそらくこの女性の身体の中でも、そのような現象が起きていたのでしょう。71ページでもご説明しましたが、がんを治すためには「全身を温めること」。これが鉄則です。

がん細胞は、原発巣を中心にした全方位、ぐるっと360度のリンパ管すべてに広がっていることは申し上げました。そこも含めて全部攻撃しないかぎり、消し去ることはできないのです。一部のがんだけ攻撃しても、必ずその治療は効かなくなります。これは温熱療法だけでなく、すべての治療に関しても同じことです。ですから、私は安易に局所的に温めることには反対しています。

では、全体を温めるという意味では、温泉やサウナはどうなのかという話になりますね。毎日お風呂に浸かって身体全体を温めることは、がんの予防としてはいいと思います。

ただし、すでにがんになってしまった患者さんに行う温熱療法では、身体の芯の部分まで温度を上げることがポイント。それも短時間で上がるかどうかが重要です。湯船に入ると、だんだんと身体の奥まで温まってきて、最終的には深部まで41、42℃にはなりますが、そこまで上げるには少なくとも30分以上かかるでしょう。がん患者さんにはそんな体力はありません。

末期がん患者の身体は、がん細胞によって体温を下げられ、抗がん剤の副作用によ る自律神経の異常によっても冷え切っています。抗がん剤は、手足などの末梢神経の 働きを悪くして、体温調節の機能を妨げてしまうからです。この冷えは手から腕、肩 へと次第に広がっていき、全身を氷のように冷たくしてしまいます。

ですから、がん患者は健康な人以上に温める必要があるのです。全身を温めてがん細胞を壊し、汗でデトックスして抗がん剤を身体から排出すれば、きっと症状は改善していくはずです。この汗も、ちょっと身体を温めて出るようなサラサラした汗ではなく、太陽にさらされたり、遠赤外線に当たり続けたときに出るような脂汗でなければ意味がありません。

くれぐれも、「カイロ2個貼り」などでごまかすような自己満足ケアはやめましょう！

コラム③

自己流治療のリスク

――「にんじんジュース」の場合

この本の中で、玄米菜食を長期で続けたり、部分的にカイロを当てることには弊害があるというお話をしました。

白米をやめることでブドウ糖を遮断したい、温めることでがん細胞を殺したい、とやっていることは間違ってはいません。でも、**中途半端だと、かえって悪くなってしまう可能性があります。**そのことは医者として言っておきたいと思います。

この他にも、私が最近気になっているものに、「にんじんジュース」があります。これは「ゲルソン療法」の一部で、がん患者さんのための食事を解説した本などにもよく出てきます。ゲルソン療法とは、マックス・ゲルソン博士が提唱した治療法で、病気の原因となる食品を排して、自然の食品からバランス良く栄養を摂ることで、全身の機能を高め、健康を守ろうというものです。

現在、このにんじんジュースを大量に飲む方法が独り歩きしていますが、この方法が良い結果を出したのは、皮膚結核を対象とした治験です。450名の患者のうち446名を完治させたとして有名になり、がん治療の分野にまで広まりました。

そもそもがんを対象とした療法ではないことに加え、他にも問題があります。ゲルソン療法は、ただ「にんじんジュースをひたすら飲む」という安易なものではなく、いくつかのルールがあります。

・塩の禁止
・脂質・たんぱく質の制限
・野菜ジュースの大量摂取
・天然ビタミンCの大量摂取

・コーヒーによる浣腸

などがそれです。

現在、ゲルソン療法は、他の治療で身体がボロボロになった患者さんに対して行われているところも多く、私はそこにも疑問を感じています。

皮膚結核の場合、患者さんは結核菌の感染で発熱しているはずです。つまり、体温がかなり高い状態なので、免疫力も上がっていたことでしょう。一方で、末期がんの患者さんは身体が冷え、全身状態も悪いままなので、なかなか結果は出にくいといえます。

がんにかかっている方が生のジュースを飲むと、身体がさらに冷えてしまいます。体温が36℃以下に下がってしまい、それこそがんの思うつぼです。とくに秋から冬の時期は、朝起きてすぐににんじんジュースを飲むと、身体がガンガンに冷えてしまいます。せめて白湯などの温かいものを先に飲んで、36℃が保てる身体にしてから行っていただきたいものです。

健康な人でさえ、生のジュースは体温を下げます。朝、スムージーやコールドプレスジュースなどを飲むのが流行っていますが、身体が冷えるものを一気に飲むと、胃に極度の負担がかかって朝ご飯が食べられなくなることもあります。やってはいけないとは言いませんが、**寒い季節にまでやるのは、かえって逆効果です。**

世の中で流行る健康法には、説明不足や誤解が含まれたものがたくさんあります。ゲルソン療法も同じことで、良い結果を出した患者さんは、お風呂に浸かって体温を上げながら、にんじんジュースを飲んでいたというエピソードもあります。

第4章

がんと手を切る生き方

27

低体温ではがんの思うつぼ！

「がんの治療は、なにより体温を上げること」。ここまで何度も繰り返し書いてきました。

「そんな簡単なことで症状を改善できるの？」と思う方もいるでしょうが、これが案外難しいのです。なぜなら体温は生まれつきの体質だけが関係してくるのではなく、食事、睡眠、運動、生活サイクル、その上ストレスによっても影響を受けるからです。

この項では、体温を正常に保つことの重要さと、その具体的な方法をお教えしましょう。

健康を維持するための基本としても、予防医学の観点からも、気をつけなくてはならないのは低体温です。なぜかといえば、

体温が適温に保たれている＝正常な代謝が保てる

ということになるからです。

この「適温」とは、具体的には36・2～36・6℃。脇の下で測ってこの温度であれば、代謝機能は活発になっているはずです。これ以上高くても酵素の活性は変わらず、エネルギーの無駄遣いになるので適温が大切です。

例を挙げると、たとえば糖尿病になりやすい遺伝子を持っている人がいたとします。食生活にさえ気をつけていれば、適切な体温の人は糖尿病にはなりません。糖尿病の遺伝子で不具合が起こったとしても、酵素がちゃんと働く状態にあれば、その異常を修復してくれます。

しかし、体温が低い人の場合は、体内酵素が正常に働かなくなるので修復されず、糖尿病になるリスクが上がります。もし食事に気をつけていたとしても、それだけでは十分な予防とはいえないのです。

成人の体温を理想的な温度にするためには、

・身体を温める「陽性」の食品を多く摂る

・身体を温める習慣をつける
・ウォーキングなどの運動をして、筋肉を動かして増やす
・早寝早起きで規則正しい十分な睡眠を取る

などを心がけることが必要です。

この必要条件を読んで、「ギクッ」とした方も多いでしょう。言うのは易し、行うは難し。低体温は、毎日の生活状態に起因しています。

極端な例が、近頃の若い女の子たちです。短いスカートをはいてクーラーの効いた場所で働き、コンビニ弁当をぶら下げて帰宅すると、お風呂に浸からずシャワーで簡単に済ませてベッドにバタン。そんな人が多いですよね。女性のひとり暮らしが増えていますが、「面倒だから」などとお風呂に浸からずにいると、冬などは一気に体温が下がってしまいます。

以前ある会社で調査を行ったところ、20代の女性の7〜8割が36℃未満であることが分かりました。がん細胞は35℃を最適温度としているので、最近のがんの若年化と

の因果関係も否定できないと思います。

がんができて、検査で発見される大きさになるまでには、通常20年ほどの月日がかかります。ということは、がんが発覚した人は、不健康な生活を送っていた若い時期に、すでにがんが生まれはじめていたのかもしれないのです。

身体を冷やす「陰性」の食べ物を摂ることも良くありません。酵素が動かなくなるので、ちゃんと代謝ができなくなります。免疫系も酵素で動いているので、その能力がガタンと落ちて、がんの発生率も上がってきます。甘い物や食品添加物だらけの食品は、「極陰」で身体を著しく陰性に傾けます。

さらに、運動不足も低体温の原因の一つです。現代人の生活スタイルは、明らかに運動不足であることはいうまでもありません。

昔の日本人は家事ひとつとっても、ほうきや雑巾で掃除をし、手で洗濯をし、料理もした上で畑仕事までしていたわけですから、日常的な運動量が大変多かったのです。

それに比べると、現代の生活は乗り物や家電が使い放題で、ほしいものがあってもお

陰性の食べ物は身体を冷やす

陰性

白砂糖、白い小麦粉、化学調味料など
加工された食品は NG ！

お菓子・パンには
特に注意！

陽性

味噌、梅干し、自然塩、
にんじん、ごぼう、たまねぎ、
サケ、ウナギなど。

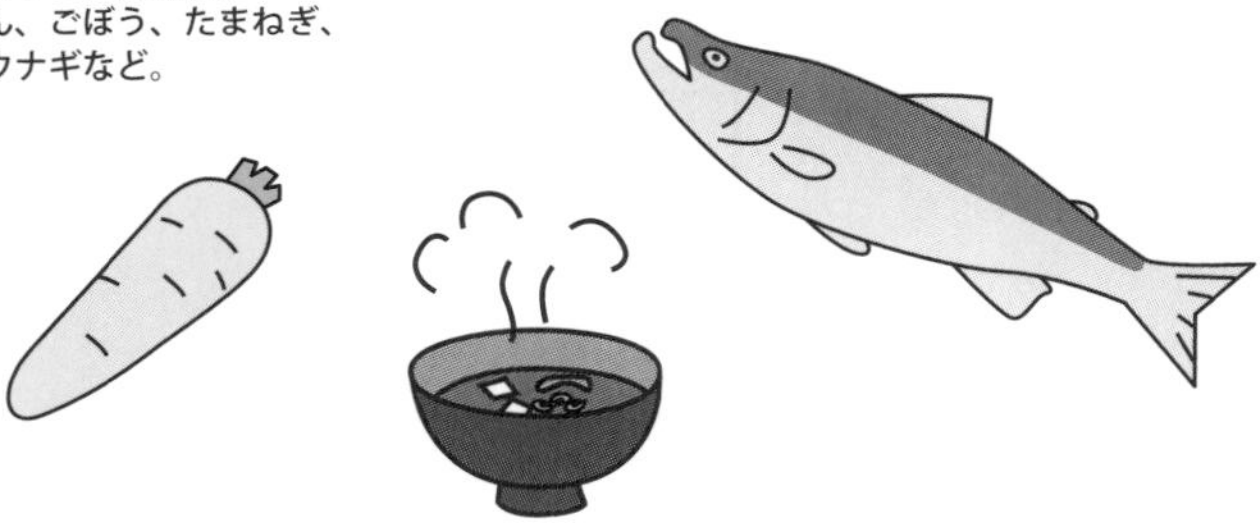

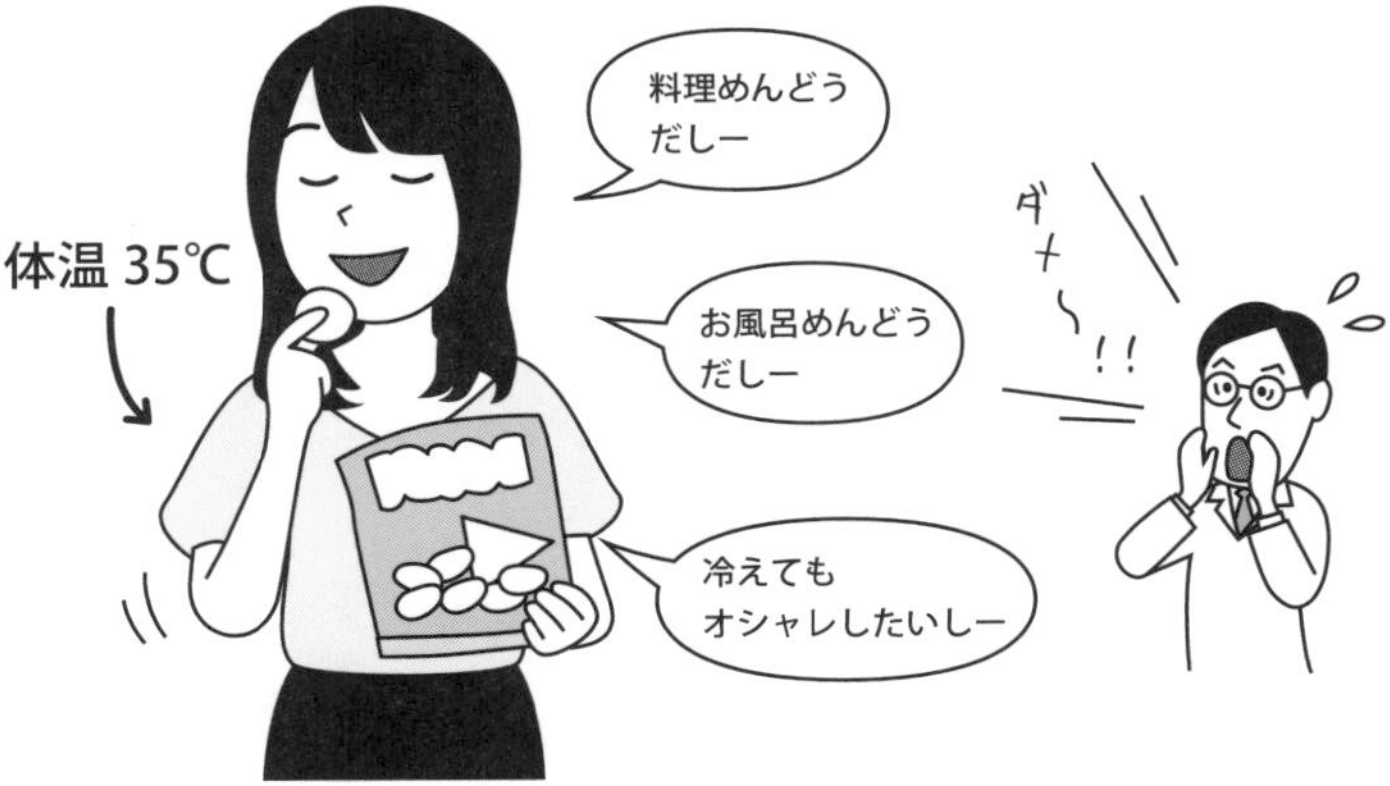
料理めんどう
だしー
お風呂めんどう
だしー
冷えても
オシャレしたいしー
体温 35℃
ダメ～!!

店まで行かず、ネットショップですぐに配達してもらえます。明らかに普段の生活における運動量は低下しているのです。

筋肉は人体最大の熱生産器官です。筋肉量が減少すると、体温が下がり基礎代謝も低下します。身体全体の筋肉の70〜80％は下半身にあるので、意図的にウォーキング程度の運動をするといいでしょう。

そして、上質な睡眠を十分に取ることも、低体温にならないために忘れてはなりません。睡眠不足は低体温をうながし、あらゆる不調をもたらします。

滋賀県にある比叡山延暦寺には、古くから千日回峰行という修行が伝わっています。これはつねに死と隣り合わせにある修行ですが、私はこれを2回行った方とお話ししたことがあります。彼いわく、水を飲まないことより、ご飯を食べないことより、眠らないのがなによりキツかったと言います。なんと、千日回峰行の「堂入り」の間は、ずっと立っていなくてはいけなくて、眠ることは不可能なのです。

人は48時間、つまり丸2日眠れないと、精神的にも肉体的にもおかしくなってしまいます。それが9日間も続く過酷なものなのです。彼の感想は、人間にとって睡眠がどれほど重要であるのかを教えてくれます。

身体を冷やさない、低体温にしないことは、今から誰でもできる、がんをはじめとしたあらゆる病気に対する予防になります。たとえ今は元気で問題がなくても、他人事ではありません。ぜひ体温を上げることを今から意識してほしいと思います。

28

毎日の食事で、添加物をなるべく避ける

がんの予防医学の基本の一つは、なんといっても毎日の食事です。とはいっても、栄養学的な観点でビタミンやミネラルを補う前に、見逃せないことがあります。それは、日本が世界ワースト1位を誇る「食品添加物」天国だという現実です。

最近では消費者が徐々に賢くなってきて、週刊誌でも「危険な添加物」がたびたび特集されたり、スーパーに行くと「無添加」という表示も増えてきたものの、まだまだ日本人の意識は低いといえます。驚くことに、生肉にも赤く色を付けて販売していることがあり、ぞっとさせられます。

それでもスーパーの商品には、原材料や添加物などがごく一部とはいえ表示されていますが、外食をすると、まるで何が入っているのか分からない状況です。健康に害を与えるとされているトランス脂肪酸に関しては、今もほとんどの学校給食でコッペパンやマーガリンなどに使用され、食べられています。ときには一流ホテルでさえマーガリンを出すところもあり、安心できません。

お隣の韓国ですら、10年前にはトランス脂肪酸含有量の表示を義務化しているのですが、日本にはいまだに規制がありません。食品添加物の中には発がん性が高いものも多くあり、自分で注意して避けるしか方法はないのです。パッケージに記載された成分表示も、少量のものであれば遺伝子組み換えなどでも表示義務がなく、すべての原材料が安心なのかは分かりません。農薬の使用量も世界でトップクラスです。

それに比べて、ヨーロッパのマーケットを訪れると、食品にムダな加工を施さず、野菜も果物も農薬なんて使っていません。日本のリンゴみたいにピカピカではなく、虫食いも見栄えの悪いものも混ざっていて、逆に安心できます。

ヨーロッパだけではありません。本場インドのカレーは、お母さんたちが家族の体調をみながらスパイスの組み合わせを変えて作る、いわば薬膳のようなカレーです。一方、日本のカレールーは、小麦粉を炒めて焦がしたようなものと油を混ぜて作っており、インドのカレーとはまったくの別物です。

食品に含まれる化合物や重金属、コンビニ弁当の保存料やPh調整剤などは、もともと全部「低分子」です。それが体内に入ると、たんぱく質とくっついて沈着し、「高分子」になって身体の中に残留します。これらを溜め込まないようにデトックスしなくてはならないのです。

64ページで温熱療法の話をしました。身体を正しく温めることは、がん細胞を壊し、免疫力を高めてくれますが、それだけではありません。体内に溜まった毒を排出してくれます。ここで、「デトックス（毒素の排出）」という面から、正しい温め方を考えていきましょう。

サウナでかく汗の成分は、普通は塩分と水です。でも、体内に沈着した添加物などの高分子は水に溶けず、脂にしか溶けないので、身体の中に居座ったままです。そこで必要なのが遠赤外線効果です。遠赤外線に当たると、身体は脂汗がにじみ、高分子でも排出できるようになるのです。

たとえば、太陽は遠赤外線を出します。外で日に当たっていると、頭皮や脇の下がベタベタしてきますよね。一方、家の中でかく汗はサラサラしています。

遠赤外線の岩盤浴でも、遠赤外線が直接がん細胞を熱で攻撃するだけではなく、抗がん剤治療をした人の場合は、体内に残留する抗がん剤まで外に出してくれるのです。

抗がん剤は、他の化学物質と同様、身体の中でたんぱく質と結びついて体内に蓄積されます。早く排出しないと、再びたんぱく質から外れて血中に戻ってきて、免疫細胞を壊し続けます。これが、抗がん剤治療で免疫力が落ちる原因の一つです。

抗がん剤が沈着すると肌が黒ずんできますが、過去に、皮膚が真っ黒になってしまった患者さんを岩盤浴に連れて行ったことがありました。私が間近で見ていると、この方の皮膚から黒い汗が出てきて、指先からどんどん白くなっていったのでびっくりしました。その汗を調べてもらうと、たしかに抗がん剤の成分が含まれているという結果が出ました。つまり、抗がん剤をデトックスすることが分かったのです。

ここまで極端なものは一例だけではありますが、この経験から、私は遠赤外線の効果というものを信じています。

もちろん岩盤浴全部が遠赤外線を出せるわけではありません。温熱施設を利用する際は、遠赤外線効果があるかどうかを事前に調べてから行くといいでしょう。

また、遠赤外線だけでなく「ホルミシス」というものもあります。低線量の放射線が生物を活性化させる現象を指す言葉です。

昔、全国の岩盤浴を回ったところ、長崎のある場所のものが一番強力だということが分かりました。その岩盤はモンゴルから持ってきた麦飯石で、なんでこんなに効果があるのかと気になり、レントゲンのフィルムを持って入ったことがあります。すると、パッパッと感光して放射線が出ていることが分かりました。つまり、この長崎の麦飯石は、たんに遠赤外線の温熱効果があるだけではなくて、弱い放射線のホルミシス効果で正常細胞を活性化している可能性があるということです。

遠赤外線を出す天然石は、まだ日本では発見されていません。しかし、麦飯石のようにホルミシス効果のある石は北投石《ほくとうせき》や天降石《てんこうせき》などと呼ばれ、玉川温泉（秋田県）や三朝温泉（鳥取県）などのラジウム温泉は有名です。

抗がん剤治療を受ける患者さんに限らず、現代人は、知らず知らずのうちに身体にマイナスになる化学物質を溜めこんでいます。身体をつねに健康に保つため、定期的にデトックスはしたほうがいいでしょう。たとえ体温が高いとしても、温熱は必要ないとは思わないでください。私は、辛いものや熱いものを食べているだけでも汗がダラダラ出る体質ですが、それでも温熱マットを家で愛用しています。

29

前向きに生きる環境を作る

治療には、患者さん自身の「治ろうとする意志」が必要だと書きました。何としてでもがんを治そうと思う、その根底にあるのは、「生きる意欲」に他なりません。「生きたい」と本気で願う患者さんは、より良い治療法がないかと必死に探して、自分の生命力を信じて治療に専念します。その結果、治療成績も上がります。

逆に、投げやりな気持ちになり、メンタル面が落ち込んでしまうと、その影響はさまざまな部分に現れてきます。生活サイクルが乱れはじめる、きちんとした食事を摂らなくなるなど、治療の妨げになる行動が増えていきます。

その中でも、私がとくに気になっているのは、生活環境に無頓着になり、部屋がだんだん汚れてくることです。なぜ、これが治療に関係するのか、ピンとこない方が多いでしょうが、がんと闘うには、部屋をきれいに保つことがとても重要なのです。

私は在宅診療をする機会が多いのですが、まずやることは徹底的に「掃除」をすることです。掃除によって、患者さんの免疫細胞が存分にがんと闘える環境を作ってあげるのです。

遠い昔、地球上に人類が誕生したとき、その体内に免疫細胞はあったとしても、がんなどというものはほとんどありませんでした。それもそのはず、免疫細胞のもともとの仕事は、バイ菌とウイルスを殺すことなんですから。

しかし現代では、免疫細胞はがんと闘う役目まで引き受けざるをえません。ところが、いくら免疫治療をしたとしても、家がホコリだらけでウイルスがうようよしていれば、免疫細胞はもともとの仕事であるそちらの処理に回ってしまいます。

私はかつて、「なんで、この患者さんたちの治療はうまくいかないのか？」と頭を抱えていた時期がありました。そのときに原因をいろいろな角度から調べてみて、「部屋が汚い」という共通項に思い至ったのです。

とくに危ないのは、知的好奇心が強い女性です。勉強熱心なのに片付けがいい加減な人が多くて、本などが散らかり、汚れてカビだらけの部屋に生活していたりします。

一方で、案外部屋がきれいなのが男性のひとり暮らし。無趣味な人が多いからか、物が少なく、そこまで汚れてはいないのです。

免疫治療が失敗した例を分析してみると、全部それで説明できるわけではありませんが、部屋が汚れている人は治療成績が悪いことは確かです。ですから私は治療を始めるにあたって、患者さんのお宅にお掃除部隊を送り込みます。畳から何から雑巾がけをして、エアコンも内側にカビを溜め込むので掃除します。

ダニの困ったところは、死骸でもアレルギーを起こすことです。アレルギー体質ではない人でも、ダニやカビが体内に入ると免疫系が処理に回って、免疫細胞がムダに使われてしまう可能性は高いと思います。

「家が汚い」。それだけで健康状態は簡単に悪化してしまいます。患者さん本人も、そのご家族も、治療の一つとして掃除を心がけてください。

たとえ末期がんであっても、快適に生活すること。それができれば、前向きな「生きる意欲」は湧いてきます。きれいに整えた部屋に住む。それが細胞という物理的な面でも、精神的な面でも、あなたを助けてくれます。

30

ストレスの少ない生活が最善の薬

いくら身体を温め、食事に気をつけ、部屋をきれいにしていても、過度のストレスがかかり続ければ、人はがんになります。たとえば、朝から深夜まで働きづめだったり、ノルマがきつかったり、叱られてばかりいる職場だったら、精神的苦痛ががんの原因になることはありえます。

でも、医者である私は、それに口を挟むことはできません。患者さんの上司に「この人はストレスによる負荷が非常にかかっているから、本人の職場を移すか、現在の環境を改善しなさい」と命令する権利まで与えてくれれば、いくらでも指示できますが、そうはいかないのが現状です。

心療内科も、根本的な解決ではなく、はけ口を与えるくらいしかできません。そのために大量の薬を投与すれば、副作用が出てしまったり、下手をすると一生その薬に依存する事態にもなりかねません。

そもそもストレスとは何なのでしょう？

「ストレス」という言葉は、もともとは物理学で使われていたものです。物体の外側からかけられた圧力によって歪《ゆが》みが生じた状態をいいます。それを私たちの心や身体に影響を及ぼす寒冷や騒音・混雑などの物理的な要因や、薬物・公害物質などの化学的な要因、仕事や家庭の人間関係などの心理・社会的要因まで広げて使っているのです。これらによって精神的緊張が起こり、それが長期的に続くと、精神的にも肉体的にも悪い反応が出てしまいます。

では、なぜストレスでがんになるのでしょうか？

ストレスは、がんだけではなく、さまざまな疾患の原因になります。精神的緊張がかかると活性酸素が増加し、血液も酸性に傾き、これが病気を招くのです。

がんの場合、活性酸素が遺伝子を傷付けて、発がんを促進すると考えられます。また、ストレスがかかるとNK細胞の働きが低下して、新しく作られた異型細胞やがん細胞と十分に闘う力がなくなってしまいます。

現代は「ストレス社会」です。ストレスを受けないようにするのが一番いいのですが、なかなかそういきません。受けてしまったストレスは、少しでも軽くするように心がけることが大切です。

一般的に、ストレスを発散するには、

規則正しい生活／深呼吸／瞑想／笑う／適度な運動
掃除をする／湯船に浸かる／ボーッとする／大声を出す
親しい人と時間を過ごす／質の良い睡眠を取る

など、心と身体がゆるむような時間を意図的に作ることが良いといわれています。

がんの患者さんの場合は、強いストレスが治療の効果を減らしてしまったり、他の症状を誘発したりする可能性もないとは言い切れません。

そういった意味でも、信頼のおける医師のもとで治療を受けることは大事です。主治医を信じて治療を受け、何かあれば、ありのままを相談する。そういった良い関係が、不安や恐怖感からのストレスを軽減してくれる一つの解決策なのではと思います。

おわりに
——さらに新しいがん治療へ

この本は、がんの患者さんやご家族に、「諦める前にこういう医者もいることを知ってほしい」という思いから書きはじめました。

私は自分の治療法にそれなりの自信を持っており、それを広めたいとは思っていますが、まず、がんの患者さんにとっても、がんを治療する医者にとっても、この本がマニュアルどおりの医療を抜け出すきっかけになってくれれば幸せです。

大病院の医者の中でも、「もっと良い治療法はないのか?」「このままの治療法ではダメだ」などと思いながら、一歩踏み出せない方が少なからずいます。いつか、抗がん剤にしても最初から大量に投与するのではなく、「マニュアルどおりじゃない方法でやらせてもらいたい」そのひと言を切り出せる人がきっと現れると、私は信じています。

「がん細胞はずる賢い」と、この本では何度も書きました。長い時間をかけて分裂・転移の能力を特化させ、正常な細胞を妨害する仕掛けまで作り、その代償に他の能力を切り捨てて進化してきたがん細胞は、じつに驚くべき存在です。そんながん細胞と、「患者さんを救いたい」という一念で格闘してきた私の人生は、医者の中でも異色の存在でした。

そして今でもなお、自由に研究できる生き方を求めて、あえていろいろなクリニックと関わりを持ち、自分らしい方法で「がん患者の生存率100%」という目標に向かってまい進しています。

こんな私は学生時代、入学試験はビリから2番目だったし、試験は追試ばかりでした。しかし、同窓生の中で私が一番先に母校の教授になったことも、論文が海外の有名な科学雑誌「ネイチャー」や「サイエンス」に載ったことも、面白いなりゆきだと思っています。

仕事の肩書もたくさん経験しました。開業医、勤務医、大学教授、会社社長、海外勤務……。京大の医学部を卒業した人で、これだけいろいろな経験をした人は、おそらく私の他にはいないでしょう。しかしこれは、枠にとらわれずに治療法を追究していくためには必要なことでした。

海外生活を送っていたとき、妻との合言葉は「マイペースでのんびりいこう」でした。これからは、私が新たに注目している「絶食療法」という次のステージに向けて、この言葉のように自分のやりかたで駒を進めていこうと思っています。

白川太郎

白川太郎

1955年大分県生まれ。医学博士。京都大学医学部卒業後、オックスフォード大学、大阪大学で研究を重ねる。オックスフォード大学医学部呼吸器科講師、ウェールズ大学医学部大学院実験医学部門助教授、中国第４軍医科大学付属西京医院呼吸器科客員教授、南京医科大学国際鼻アレルギーセンター分子アレルギー学部門客員教授などを経て、2000年に京都大学大学院医学研究科教授に就任。退職後は臨床研究に打ち込み、長崎県のユニバーサルクリニック院長、東京都の医療法人白金会 東京中央メディカルクリニック理事長などを歴任。2018年より福岡県の医療法人兎月会 如月総健クリニック院長、著書に、『末期がん、最後まであきらめないで！』（ＰＨＰ研究所）、『「がん」の非常識』（産学社）、監修に『アトピーを治す』（リヨン社）、『酵素シロップでやせる！』（大和書房） などがある。

編集協力………照井理奈
装　丁…………西垂水 敦（krran）
デザイン協力…山根悠介
本文イラスト…植本 勇
本文組版………アド・エイム
編　集…………宮島紘子
営　業…………斉藤弘光、原田聖也

私は末期がんでも治します 改訂版
2020年3月16日　初版第１刷発行

著　者　白川太郎
発行者　佐野 裕
発行所　トランスワールドジャパン株式会社
〒150-0001　東京都渋谷区神宮前6-34-15モンターナビル
Tel. 03-5778-8599 / Fax. 03-5778-8743
印刷／中央精版印刷株式会社

Printed in Japan

ISBN 978-4-86256-285-2

メモ